치과위생사 실전동형
봉투모의고사

정답 및 해설

제1회 1교시 모의고사 정답 및 해설
제1회 2교시 모의고사 정답 및 해설
제2회 1교시 모의고사 정답 및 해설
제2회 2교시 모의고사 정답 및 해설
제3회 1교시 모의고사 정답 및 해설
제3회 2교시 모의고사 정답 및 해설

치과위생사 실전동형 봉투모의고사 제1회 1교시 해설

01	02	03	04	05	06	07	08	09	10
③	④	④	①	②	⑤	②	③	①	①
11	12	13	14	15	16	17	18	19	20
⑤	③	④	④	②	④	③	⑤	③	⑤
21	22	23	24	25	26	27	28	29	30
⑤	②	①	⑤	③	④	③	②	⑤	①
31	32	33	34	35	36	37	38	39	40
②	③	④	⑤	②	④	③	②	⑤	⑤
41	42	43	44	45	46	47	48	49	50
⑤	④	④	①	③	①	①	②	⑤	④
51	52	53	54	55	56	57	58	59	60
④	⑤	②	④	④	①	③	⑤	③	⑤
61	62	63	64	65	66	67	68	69	70
①	②	②	④	④	①	④	⑤	①	①
71	72	73	74	75	76	77	78	79	80
③	②	②	③	⑤	④	②	①	③	①
81	82	83	84	85	86	87	88	89	90
④	④	②	③	④	④	②	②	⑤	⑤
91	92	93	94	95	96	97	98	99	100
⑤	①	④	④	④	⑤	⑤	④	③	④

01 종합병원(법 제3조의3 제1항 제3호)

300병상을 초과하는 경우에는 내과, 외과, 소아청소년과, 산부인과, 영상의학과, 마취통증의학과, 진단검사의학과 또는 병리과, 정신건강의학과 및 치과를 포함한 9개 이상의 진료과목을 갖추고 각 진료과목마다 전속하는 전문의를 둘 것

02 보건복지부장관은 요건을 갖춘 종합병원 중에서 중증질환에 대하여 난이도가 높은 의료행위를 전문적으로 하는 종합병원을 상급종합병원으로 지정할 수 있다(법 제3조의4 제1항).

03 태아 성 감별 행위 등 금지(법 제20조 제2항)

의료인은 임신 32주 이전에 태아나 임부를 진찰하거나 검사하면서 알게 된 태아의 성(性)을 임부, 임부의 가족, 그 밖의 다른 사람이 알게 하여서는 아니 된다.

04
- 의료업에 종사하고 직접 진찰하거나 검안한 의사, 치과의사, 한의사가 아니면 진단서·검안서·증명서를 작성하여 환자 또는 검시를 하는 지방검찰청검사(검안서에 한한다)에게 교부하지 못한다(법 제17조 제1항).
- 의료업에 종사하고 직접 조산한 의사·한의사 또는 조산사가 아니면 출생·사망 또는 사산 증명서를 내주지 못한다(법 제17조 제2항).
- 의료업에 종사하고 직접 진찰한 의사, 치과의사 또는 한의사가 아니면 처방전을 작성하여 환자에게 교부하거나 발송하지 못한다(법 제17조의2 제1항).

05 결격사유 등(법 제8조)

다음의 어느 하나에 해당하는 자는 의료인이 될 수 없다.
- 정신질환자. 다만, 전문의가 의료인으로서 적합하다고 인정하는 사람은 그러하지 아니하다.
- 마약·대마·향정신성의약품 중독자
- 피성년후견인·피한정후견인

- 의료 관련 법령을 위반하여 금고 이상의 형을 선고받고 그 형의 집행이 종료되지 아니하였거나 집행을 받지 아니하기로 확정되지 아니한 자

06 시험 중에 시험문제 내용과 관련된 물건(시험 관련 교재 및 요약자료를 포함한다)을 주고받는 행위를 한 경우 국가시험에 2회 응시제한이 된다(시행규칙 별표 2).

07 의료기사 등은 대통령령으로 정하는 바에 따라 최초로 면허를 받은 후부터 3년마다 그 실태와 취업상황을 보건복지부장관에게 신고하여야 한다(법 제11조 제1항).

08 치과위생사의 업무 범위(시행령 별표 1)
- 치아 및 구강질환의 예방과 위생 관리 등에 관한 다음의 구분에 따른 업무
  - 교정용 호선(둥근 형태의 교정용 줄)의 장착·제거
  - 불소 바르기
  - 보건기관 또는 의료기관에서 수행하는 구내 진단용 방사선 촬영
  - 임시 충전
  - 임시부착물의 장착
  - 부착물의 제거
  - 치석 등 침착물의 제거
  - 치아 본뜨기
- 그 밖에 치아 및 구강질환의 예방과 위생 관리 등에 관한 업무

09 보수교육(시행규칙 제18조 제2항)
보건복지부장관은 다음의 어느 하나에 해당하는 사람에 대해서는 해당 연도의 보수교육을 면제할 수 있다.
- 대학원 및 의학전문대학원·치의학전문대학원에서 해당 의료기사 등의 면허에 상응하는 보건의료에 관한 학문을 전공하고 있는 사람
- 군 복무 중인 사람(군에서 해당 업무에 종사하는 의료기사 등은 제외한다)
- 해당 연도에 의료기사 등의 신규 면허를 받은 사람
- 보건복지부장관이 해당 연도에 보수교육을 받을 필요가 없다고 인정하는 요건을 갖춘 사람

10 보건복지부장관은 의료기사 등이 다른 사람에게 면허를 대여한 경우 그 면허를 취소할 수 있다(법 제21조 제1항 제3호).

11 보건소의 기능 및 업무(법 제11조)
보건소는 해당 지방자치단체의 관할 구역에서 다음의 기능 및 업무를 수행한다.
- 건강 친화적인 지역사회 여건의 조성
- 지역보건의료정책의 기획, 조사·연구 및 평가
- 보건의료인 및 「보건의료기본법」에 따른 보건의료기관 등에 대한 지도·관리·육성과 국민보건 향상을 위한 지도·관리
- 보건의료 관련기관·단체, 학교, 직장 등과의 협력체계 구축
- 지역주민의 건강증진 및 질병예방·관리를 위한 다음의 지역보건의료서비스의 제공
  - 국민건강증진·구강건강·영양관리사업 및 보건교육
  - 감염병의 예방 및 관리
  - 모성과 영유아의 건강유지·증진
  - 여성·노인·장애인 등 보건의료 취약계층의 건강유지·증진
  - 정신건강증진 및 생명존중에 관한 사항
  - 지역주민에 대한 진료, 건강검진 및 만성질환 등의 질병관리에 관한 사항
  - 가정 및 사회복지시설 등을 방문하여 행하는 보건의료 및 건강관리사업
  - 난임의 예방 및 관리

12 보건지소에 보건지소장 1명을 두되, 지방의무직공무원 또는 임기제공무원을 보건지소장으로 임용한다(시행령 제14조 제1항).

13 보건복지부장관은 지역보건의료기관의 전문인력 배치 및 운영 실태를 2년마다 조사하여야 하며, 필요한 경우에는 시·도 또는 시·군·구에 대하여 수시로 조사할 수 있다(시행령 제20조 제1항).

14 보건복지부장관과 시·도지사(특별자치시장·특별자치도지사를 포함한다)는 지역보건의료기관의 전문인력의 자질 향상을 위하여 필요한 교육훈련을 시행하여야 한다(법 제16조 제3항).

15 보조금을 지급하는 경우 설치비와 부대비에 있어서는 그 3분의 2 이내로 하고, 운영비 및 지역보건의료계획의 시행에 필요한 비용에 있어서는 그 2분의 1 이내로 한다(법 제24조 제2항).

16 사업장 구강보건교육 내용(시행령 제13조)
- 구강보건에 관한 사항
- 직업성 치과질환의 종류에 관한 사항
- 직업성 치과질환의 위험요인에 관한 사항
- 직업성 치과질환의 발생·증상 및 치료에 관한 사항
- 직업성 치과질환의 예방 및 관리에 관한 사항
- 그 밖에 구강보건증진에 관한 사항

17 구강건강의식조사에는 구강보건에 대한 지식, 구강보건에 대한 태도, 구강보건에 대한 행동, 그 밖에 구강보건의식에 관한 사항을 포함하여야 한다(시행령 제4조 제3항).

18 구강보건교육 및 홍보 등의 업무를 수행하기 위하여 대한구강보건협회를 둔다(법 제19조 제1항).

19 시·도지사, 시장·군수·구청장 또는 한국수자원공사 사장이 유지하려는 수돗물불소농도는 0.8피피엠으로 하되, 그 허용범위는 최대 1.0피피엠, 최소 0.6피피엠으로 한다(시행규칙 제4조 제2항).

20 모자보건수첩의 기재사항(시행규칙 제13조)
특별자치시장, 특별자치도지사 및 시장·군수·구청장이 모자보건수첩에 기록하여야 하는 사항은 다음과 같다.
- 임산부의 산전 및 산후의 구강건강관리에 관한 사항
- 임산부 또는 영유아의 정기 구강검진에 관한 사항
- 영유아의 구강발육과 구강관리상의 주의사항
- 구강질환 예방진료에 관한 사항
- 그 밖에 임산부 및 영유아의 구강건강관리에 필요한 사항

21 상악골의 4개면 안면, 측두하면, 비강면, 안와면 중 비강면에서는 정중구개봉합과 횡구개봉합이 관찰된다.

22 접형골의 대익에서 난원공으로 하악신경이 통과되며, 정원공에서 상악신경이 통과된다.

23 접번운동 중 폐구운동에 관여하는 근육은 측두근, 교근, 내측익돌근이다.

24 이하선은 크기는 가장 크고 타액 분비는 2번째 25% 정도 차지하는 대타액선이며, 이하선유두에서 개구한다.

25 교근신경은 외측익돌근의 운동을 담당하는 하악신경 근지의 부가지이다.

26 악동맥 가지 중 익구개부에는 후상치조동맥, 안와하동맥, 하행구개동맥, 접구개동맥, 인두지, 익돌관동맥이 있다.

27 설인신경은 혀의 뒤 1/3 부분의 감각 및 미각을 담당하며, 이하선을 자극하고 경정맥공을 통과하는 신경이다.

28 ① 극돌기는 상악전치부 설면결절에서 관찰 가능하다.
③ 교두융선은 교두정에서 근원심, 협설로 주행한다.
④ 설면융선은 견치설면에서 첨두를 향해 형성된다.
⑤ 제5교두는 상악 제1대구치에 나타나는 이상결절이다.

29 하악대구치는 근원심분지, 상악 제1소구치는 협설분지 치아이다.

30 상악측절치는 사절흔과 맹공이 존재하고 우각상징이 뚜렷하며, 왜소치와 같은 치아의 발육과 형태변화가 가장 많은 치아이다.

31 ① 상악견치 원심연은 근심연보다 짧다.
③ 상악견치의 만곡상징이 뚜렷하다.
④ 하악견치는 구강 내에서 치관이 가장 길다.
⑤ 하악견치의 설면결절 발육이 상악보다 미약하다.

32 하악 제1대구치에는 변연융선 2개, 삼각융선 4개, 삼각구 3개, 횡주융선 2개가 존재한다.

33 상악 제1소구치의 우각상징과 만곡상징이 반대로 나타나 협측교두정이 약간 원심에 존재한다.

34 유구치의 치근은 치경선 가까이 분지되며 치근이개도가 크다.

35 구순열은 발생 4주 상악돌기와 내측비돌기의 융합부전으로 발생한다.

36 법랑엽판은 치경부의 상아법랑경계부터 교합면까지 법랑기질이 부분적으로 석회화된 수직적 층판(석회화 정도 낮음)으로 유기질의 비율이 높아 우식의 침범 원인이 될 수 있다.

37 ① 치아주머니는 백악질, 치주인대 치조골로 분화한다.
② 성상세망층은 법랑바탕질 생성에 도움을 준다.
④ 내법랑상피는 상아질 최초로 조직학적으로 분화한다.
⑤ 중간층은 석회화에 도움을 준다.

38 형성시기에 따른 상아질 분류
- 일차상아질 : 치근 형성 전
- 이차상아질 : 치근 형성 후
- 삼차상아질 : 교모나 마모, 부식 등에 의한 자극으로 손상받은 부위에 형성

39 치수의 표층구조
상아모세포층 – 세포결핍층 – 세포밀집층 – 치수중심

40 이차백악질은 백악세포를 가지며 주로 치근단 1/3에 많이 분포하고 시간이 지남에 따라 두께가 두꺼워질 수 있다.

41 진성각질 중층편평상피는 저작점막을 이루는 상피로, 경구개와 부착치은, 혀배면의 혀유두에 분포하며, 뚜렷한 4개의 층이 존재한다. 점막하조직은 매우 얇은 층이거나 없고 저작이나 발음하는 동안 견고한 기초가 필요한 부분에 존재한다는 특징이 있다.

42 베체트증후군은 자가면역질환으로 가족력에 의해 주로 발생한다. 임상소견으로는 구강점막에서의 재발성 아프타궤양, 눈의 홍채염, 망막염, 생식기 궤양, 피부홍반으로 나타난다.

43 선천성 매독 환자의 대표적인 구강 증상으로는 법랑질 저형성증, 허친슨 절치, 상실구치로 나타난다.

44 ① 호중구는 급성염증 부위로 가장 먼저 이동하여 탐식작용을 하는 세포이다.
② · ③ · ④ · ⑤ 만성염증에 대한 설명이다.

45 섬유종은 비상피성 양성종양으로 국소적 자극이나 손상에 반응하여 섬유모세포와 교원섬유가 증식한 형태이다. 주로 협점막에서 호발한다.

46 함치성낭은 치관 형성이 끝난 후 치관 주위에 잔존하는 퇴축법랑상피에서 유래하는 낭종이다. 10~30대 남성에서 흔하며, 방사선 소견으로 경계 뚜렷한 단방성, 다방성인 투과상으로 나타나며, 임상적 소견으로는 악골의 변형, 치아의 위치 이상, 치근흡수 등이 나타난다.

47 치수충열은 가역성 치수염으로 통증이 순간적으로 나타나거나, 자극을 제거하면 수분 내로 사라진다. 자극요인으로 한냉, 열, 단 음식 섭취로 인해 통증을 느낄 수 있다.

48 융합치는 떨어져 있는 두 개의 치배가 합쳐져서 발생한다. 임상적으로 보통 두 개의 치아가 있어야 할 자리에 하나의 큰 치관으로 나타나며, 원인으로는 유전, 외부의 압력, 총생(치아밀집 현상) 모두 연관 있다.

49 미토콘드리아는 이중막 구조로서, 세포의 에너지원 ATP를 생성하고 세포 내 호흡장소이다.

50 재흡수와 분비 과정에서 분비되는 물질은 약물과 독성 물질, 암모니아 등이다.

51 탄산수소염(HCO₃)은 타액 내 가장 큰 완충작용을 하는 물질이다.

52 부갑상샘에서 분비되는 파라토르몬의 기능이 저하되었을 때 치아의 형성 부전과 테타니 증상이 나타난다.

53 치은의 기능에 대한 설명이다.

54 ① 연하 중 인두단계에서는 호흡이 일시정지된다.
② 의식적으로 조절 가능한 단계는 한 군데이다.
③ 음식물은 구강을 지나 인두에 도달한 뒤 식도에 도달한다.
⑤ 음식물이 기도로 들어가는 것을 방지하는 것은 후두개이다.

55 폐구반사는 설근부에 물체를 접촉하거나 물방울을 떨어뜨렸을 때 하악이 거상되는 저작반사이다.

56 바이러스에 대한 설명이다.

57 아포는 미생물이 생존에 불리한 환경에서 생성해내는 임시주머니이며 열에 대한 저항성이 있어 제거를 위해 가압증기멸균을 실시해야 한다.

58 T림프구에 대한 설명이다.

59 감염 후 신경절에 잠복하고 피부와 점막에 수포성 병변을 유발하며 발열을 일으키는 원인균은 *Human herpes virus*이다.

60 *A. actinomycetemcomitans*에 대한 설명이다.

61 집단 구강건강관리 과정
실태조사 → 실태분석 → 사업기획 → 재정조치 → 사업수행 → 사업평가

62 하향식 구강보건사업기획은 정부가 주도적으로 수립하며, 주민의 구강보건 의사가 반영될 수 없으며 주민의 자발적 참여 또한 기대하기 어렵다. 보통 지도력이나 기술이 미흡한 후진 지역에서 채택하는 제도이다.

63 2~6세 미만 유아의 구강보건 시 적절한 불소복용이 상대적으로 중요하다.

64 중대구강병은 발거원인별 발거치아 비율로 측정하며, 우리나라의 중대구강병은 치아우식증과 치주병이다.

65 지역사회구강보건실태조사의 환경조건으로는 식음수불소이온농도, 교통 및 통신·공공시설, 지역사회 유형(도시, 농촌 등), 기상 및 토양조건, 천연 및 산업자원, 보건의료자원 등이 있다.

66 치아부식증을 일으키는 물질에는 불화수소, 염소, 염화수소, 질산, 황산이 있다.

67 기존자료를 열람하는 조사법은 조사시간, 노력, 경비가 절약된다는 것이 장점이다. 그러나 신뢰할 수 있는 자료를 잘 엄선해야 한다는 것이 단점이다.

68 구강보건성장기(발전기, 1970~1990년대)에는 우리나라 최초로 국민 구강보건실태 조사가 이루어졌으며, 도시관급수 불소농도조정사업을 시작했고, 전국 보건(지)소에 공중보건 치의사와 치과위생사를 배치하였다.

69 계속구강건강관리제도는 개인 및 집단의 구강건강을 일정한 주기에 따라 계속적으로 관리하여 구강보건을 실천하도록 지원하는 제도로 포괄적이고 예방 지향적으로 이루어져야 한다.

70 수돗물 불화 시 사용되는 불화물은 불화나트륨, 불화규소나트륨, 불화규산, 불화규소암모니아, 불화칼슘이다.

71 불소용액양치사업은 구강보건전문기술이 불필요하며, 단시간 내에 도포 가능하기 때문에 학생들이 쉽게 수행이 가능하여 학업에 지장을 주지 않는다.

72 질병발생양태 중 지방성은 일부 지방, 지역사회에서 특이질병이 계속적으로 발생하는 것을 말한다.

73 계속(유지)구강보건진료는 1, 2, 3차 계속구강진료 등으로 세분화된다.

74 잠재구강보건진료수요는 상대구강보건진료필요 중에서 유효구강보건진료수요를 제외한 구강보건진료필요이다 (잠재 = 상대 - 유효).

75 광중합형 레진의 급여화는 2019년 1월부터 만 12세 이하 어린이의 영구치에만 가능하다. 30%의 본인부담율이 적용된다.

76 소비자의 권리 중 구강보건진료정보입수권은 구강보건진료에 대한 정확한 정보를 입수할 권리이다. 정부는 모든 구강보건진료에 대하여 가격표시제를 실시할 수 있으며, 구강보건진료의 질을 통제할 수 있다.

77 진료부담 구강보건보조인력에는 치과위생사, 학교치과간호사, 치과치료사 등이 있다.

78 공공부조의 제도가입은 신청으로 이루어지며, 수급자가 사망한 경우 장제급여를 지급한다. 생활보호는 최저한의 수준에 그쳐야 하며, 수급권자에 해당하지 않아도 보건복지부장관이 정하는 자는 지원을 받을 수 있다.

79 구강보건행정의 7요소 중 구강보건법령은 현장책임을 평가하고 측정할 수 있는 기준을 제시하는 가장 보편적이고 객관적이다.

80 일반국민이 정책결정에 영향을 미치는 방법에는 투표, 정당의 업무를 도와줌, 이익집단의 형성과 활동에 참여함, 구강보건의사를 국회의원이나 행정관료에 전달, 시민운동에 참여 등이 있다.

81 각자 구강진료비조달제도는 구강진료를 소비하는 사람이 각자 자기가 지불할 행위별 구강진료비를 조달하는 제도이다. 상술이 중시되는 현상, 소득계층별 편재화 현상이 심각하다.

82 통솔범위의 원리는 한 사람의 상관이 효과적으로 통솔할 수 있는 부하의 수를 제한한다.

83 표본추출방법 중 확률적 층화추출법은 계층으로 분할 후 각 계층별로 임의추출하는 방법이다.

84 구강건강실태조사 중 유치를 분류할 시 건전치아(s, 0), 우식치아(d, 2), 발거대상우식치아(i, 3), 우식경험충전치아(f, 6), 우식비경험처치치아(x, 9)로 분류한다.

85 우식비경험처치치아(X, 9)는 우식증 이외의 원인으로 처치되어있는 치아이다.
예 인공치관, 밴드

86 치석지수(CI)
= 협면 1점+설면 2점 = 3점

87 우식경험영구치율(DMFT rate)
= (우식경험영구치수/피검영구치수) × 100(%)
= (70개/350개) × 100(%)
= 20%

88 제1대구치 우식경험률
= 100-제1대구치 건강도
※ 제1대구치 건강도
  = 총 제1대구치 건강도 평점/40 × 100(%)

89 고도반점치아(4점)은 전체 치면에 반점과 소와, 법랑질 형성 부전, 부식증상, 흑색 또는 갈색 착색을 띤다.

90 지역사회치주요양필요지수(CPITN)는 삼분악 모두 검사 후 가장 진행된 치주조직 결과를 기록한다.
※ 심치주낭형성치주조직(4)
  = 치주조직병치료필요지수(CPITN3)

91 청소년기는 12~20세까지를 말하며, 아동에서 성인으로 전환되는 시기이다. 정서적으로 상당히 불안하며, 다발성 우식증이 유발되는 시기로 부모와 교사의 관심 있는 지도가 필요하다.

92 동기화를 시키기 위해서 내적동기 및 외적동기(상벌)를 적절히 활용하여야 한다.

93 지적영역-판단 수준은 이해를 하여 얻은 지식을 뜻한다.
예 학생은 유치와 영구치를 구분할 수 있다.

94 교육목표 작성원칙에 따라 ①·② 구체적인 행동의 하나로 기술하여야 하며, ③ 실현 가능성이 있어야 하며, ⑤ 각 목표마다 단일성과를 기술하여야 한다.

95 동기는 목적을 추구하는 행동을 취하게 하는 준비 상태를 말한다.

96 교수-학습계획의 원리는 ① 교육자는 창의성을 발휘하여야 하며, ② 교육목적에 타당해야 하며, ③ 포괄성 있게 작성하고, ④ 역동성 있게 구성하여야 한다.

97 양방통행식(왕래식) 구강보건교육은 교육자와 피교육자 간에 의사가 소통되는 과정에서 전달되는 형식이다(토론, 좌담).

98 정신지체장애인을 대상으로 할 때 반복교육을 통한 모방학습이 효과적이다.

99 영유아를 대상으로 하는 구강보건교육의 대상자는 부모나 양육자이며, 교육내용으로는 유치와 영구치와의 관계, 모자감염, 불소이용, 유치관리법 등이 포함된다.

100 간접교육은 간접적으로 책자나 팸플릿 같은 매체를 통해 교육하는 것으로, 시간과 노력을 적게 소요한다는 게 장점이나, 동기유발을 일으키기 어렵다는 것이 단점이다.

치과위생사 실전동형 봉투모의고사 제1회 2교시 해설

01	02	03	04	05	06	07	08	09	10
③	②	⑤	②	⑤	③	⑤	③	③	④
11	12	13	14	15	16	17	18	19	20
①	①	⑤	②	④	④	①	⑤	④	①
21	22	23	24	25	26	27	28	29	30
④	⑤	⑤	④	⑤	③	②	①	④	①
31	32	33	34	35	36	37	38	39	40
⑤	③	②	②	③	⑤	④	①	③	⑤
41	42	43	44	45	46	47	48	49	50
⑤	①	⑤	③	③	②	②	①	⑤	⑤
51	52	53	54	55	56	57	58	59	60
①	③	⑤	③	⑤	①	④	⑤	⑤	③
61	62	63	64	65	66	67	68	69	70
②	④	⑤	①	⑤	⑤	⑤	③	④	⑤
71	72	73	74	75	76	77	78	79	80
②	⑤	⑤	⑤	③	④	②	④	③	③
81	82	83	84	85	86	87	88	89	90
③	①	②	⑤	②	④	④	①	③	②
91	92	93	94	95	96	97	98	99	100
④	④	⑤	③	③	①	⑤	③	⑤	②

01 불소도포, 치면열구전색, 부정교합 예방, 치면세균막 관리 등이 1차 예방에 해당한다.

02 치아우식 발생요인 중 타액요인
- 타액의 유출량 ↓ : 우식증 ↑
- 타액 점조도 ↑ : 우식증 ↑
- 타액의 수소이온농도 ↑ : 우식증 ↓
- 타액 완충작용이 잘 안되면 우식증 ↑
- 타액의 항균작용이 없으면 우식증 ↑
- 칼슘과 인산의 함량 : 직접적 영향 ×

03 Miller의 화학세균설에 대한 설명이다.

04 4대 치아우식 예방법 중 치아의 평활면 치아우식 예방 효과가 큰 것은 불소를 이용하는 방법이다.

05 외상성 교합 제거법은 치주조직에 가해지는 힘이 과도해 치주조직에 손상을 주는 교합을 제거하는 방법으로 숙주요인 제거에 해당한다.

06 1~2점은 보통, 2~3점은 불량으로 판정한다.

07 구강 내 산생성균 검사에서 72시간 이후 황색으로 배지의 색이 변하는 것은 경도활성이다. 경도활성 시 설탕식음량과 설탕식음횟수를 줄이며, 식음 직후 칫솔질을 실시하는 처방을 내린다.

08 타액점조도 2.0 이상일 때 조절이 필요하며, 타액완충능 6방울 미만은 매우 부족이다.

09 ① 왕복운동하는 프로핀앵글이 사용된다.
② 구강보건교육을 가장 마지막에 진행한다.
④ 치주수술 환자에게 적용 가능한 술식이다.
⑤ 불소가 함유된 연마제를 사용하고, 따로 불소도포를 시행한다.

10 상아질 노출로 지각과민이 있을 수 있으므로 약 마모력의 세치제를 사용한다.

11 치실에 대한 설명이다.

12 치면열구전색의 유지를 위해 교합은 약간 낮게 설정한다.

13 소와열구에 초기병소가 있는 경우 치면열구전색을 시행할 수 있다.

14 산성불화인산염은 용액이나 겔 형태이며, pH는 3.5, 농도는 1.23%로 사용하고, 향료나 색소, 결합제의 첨가가 가능하다.

15 불소바니쉬의 색 때문에 치면이 일시적으로 노랗게 될 수 있다.

16 식이상담 시에 진행하는 과정이다.

17 노인 대상자에 대한 설명이다.

18 부드러운 칫솔모로 회전법을 시행하여 치경부마모증을 예방한다.

19 치근활택술은 해부학적 치근표면의 침착물이나 병적 백악질을 제거하여 치근면을 매끄럽게 해준다.
gracey curette #1/2, #3/4가 전치부에 사용된다.

20 치면세균막(치태)은 치아우식증, 치은염, 치주염의 초기원인으로, 치면착색제나 explorer를 통해 확인이 가능하다. 타액의 완충작용과 항균작용을 방해하며, 취침 중이거나 연한 음식을 섭취할수록 빨리 형성된다.

21 class Ⅲ은 치주질환이 진행 중이며, 다량의 착색과 치면세균막이 있는 환자 또는 치아 1/2 이상에 치은연상치석과 심한 치은연하치석이 있거나 베니어형 치은연하치석이 생긴 환자로 분류된다.

22 치주낭 측정기(probe)는 치주낭 깊이를 측정하거나 치은퇴축의 정도를 측정하는 기구이다. probing 시 치은출혈의 여부도 확인 가능하다.

23 임상적 부착소실은 치은퇴축길이와 치주낭 깊이를 모두 합한 소실을 뜻한다.

24 고압증기멸균법은 고온, 고압의 수증기를 이용해 미생물을 파괴하는 방법이다. 면제품, 화학용액, 기구, 연마석 멸균에 가장 적합하다.

25 기구고정법은 기구를 손바닥잡기법으로 잡고 술자의 상박에 몸을 고정한 후 연마석을 움직여 연마한다. 기구의 절단연을 3등분, 중등도의 압력으로 up&down stroke 하며 하방동작으로 마무리한다.

26 치은연하치석을 제거하기 위해 curette을 이용하며 modified pen grasp법으로 기구를 잡으며 인접 치아에 손고정 후 치은연 직상방 1~2mm 위에서 tip의 절단연 하방 1/3 부분이 치아에 닿게 적합한다. 기구 날이 0°에 가깝게 경도의 측방압으로 삽입하고 작업각도는 60~70°로 준 후 중첩동작으로 치석을 제거한다.

27 치은연상치석은 회색, 백색을 띠며, 치면건조 시 육안관찰이 쉽다. 타액을 기원으로 하며 점토상처럼 치은연하치석보다는 덜 단단하여 제거하기 쉽다.

28 초음파 치석 제거의 적응증
- 초기 치은염이 있는 환자
- 궤양조직 및 불량 육아조직 제거
- 교정 환자의 밴드나 수복물 접착 후 과잉시멘트 제거
- 치은연상 및 치은연하치석 제거

29 기구연마의 시기는 기구 사용 시 기구가 치면에서 미끄러지거나 치면이 활택되는 느낌이 없을 때, cutting edge가 무디어졌다고 느낄 때, 기구 절단연에 빛 반사가 있을 때 기구연마를 시행한다.

30 치면연마 시 주의사항으로 항상 젖은 상태로 사용하며, 윤활제를 도포해 열의 발생을 줄인다. 속도를 늦추고 적당한 압력을 가해 적용하며, 금관수복물이 있거나 치은 출혈이 있는 경우는 시행하지 않아야 한다.

31 시클스케일러는 날의 1/3을 치아에 적합하며, 당기는 동작으로 치은연상치석을 제거한다.

32 상악우측 구치부 협면을 치석제거 시 인접치나 전방치아의 교합면 또는 설면에 손을 고정하고 환자의 자세는 supine 자세로 한다. 술자의 위치는 7~8시 front zone에서 시행하며 환자의 고개는 좌측으로 돌리는 것이 좋다.

33 간염 환자는 멸균을 철저히 해야 하며, 술자 또한 보호장구를 반드시 착용한 후 시술해야 한다. 초음파스케일러 사용을 금지하고, 저속핸드피스를 이용한다.

34 ① · ③ · ④ · ⑤ 치근활택술의 금기증에 해당한다.

35 유니버셜 큐렛(universal curette)은 양쪽 날을 사용하며, 기구의 단면은 반원형이다. 치석 또는 침착물을 제거하기 위해 기구동작은 pull motion으로 하며 치아에 적합했을 때 기구의 하방연결부는 치아장축과 평행해야 한다.

36 고혈압 환자의 경우 치석제거술 전 내과의사의 자문이 필요하며, 시술 중 스트레스를 최소화하고 휴식을 자주 가지게 한다. 또한, 치석제거 시간은 짧게 한다.

37 치면연마제는 입자크기가 작을수록 연마력이 높아진다. 마모저항성이 클수록 연마속도가 빠르며 치면에 잘 부착되어야 한다. 또한, 치은열구 내에도 잘 들어가야 한다.

38 초음파기구는 수기구에 비해 크고 단단한 침착물을 제거하기 쉽다. 작업날은 크고 둔하며 tip 마모 시 연마하지 않고 새 tip으로 교체한다.

39 전자기방사선에 대한 설명으로 전자기방사선의 종류에는 X선, 자외선, 감마선(γ선), 가시광선, 적외선, 라디오파가 있다.

40 ① 시준기 – X선 속의 크기와 형태 조절
② 절연유 – X선관의 냉각작용
③ 유리관 – 전자의 이동속도 유지
④ 여과기 – 장파장 광자의 흡수

41 특성방사선 발생
- 고속의 원자가 텅스텐 원자를 구성하는 전자와 반응할 때 나타남
- 전리되면서 여기현상을 일으키고 천이현상에서 발생되는 X선 광자에너지
- 원자의 궤도 공백을 채우는 과정에서 발생

42 산란선에 대한 설명이다.

43 노출시간이 2배로 증가하면 X선 광자의 수(X선의 양)도 2배 증가하지만 에너지에 영향을 주지 않는다.

44 기하학적흐림(반음영) 감소법
- 초점크기 작게
- 필름-피사체 거리 짧게
- 초점-피사체 거리 증가

45 감광도는 할로겐화은의 크기와 감광유제의 두께에 영향을 받는다.

46 ① · ③ · ④ · ⑤ 불투과성 구조물이다.

47 평행촬영법은 필름유지기구를 사용함으로써 정확성, 편이성, 재현성이 장점이다.

48 교익촬영은 초기 인접면 우식검사나 교합관계, 치수강 검사, 치아우식증의 치수접근도를 검사하고 충전물의 적합도 검사에 용이한 촬영이다.

49 ① 구각-이주선이 바닥에 평행한다.
② 필름유지기구를 사용하여 조절한다. → 평행촬영법에 적용
③ 중심선은 필름과 치아장축이 이루는 각의 이등분선에 수직으로 조사한다.
④ 수직각은 하악에서 상악 방향으로 조절한다.

50 다리나 팔을 들어 주위를 분산시켜 상악구치부 촬영을 실시한다.

51 파노라마촬영은 하악전치부의 왜곡이 심하여 추가 촬영의 경우 치근단촬영을 진행한다. 등각촬영, 평행촬영법 등을 활용한다.

52 피사체의 협·설측 위치를 파악하는 방법으로 관구이동법이 있다. 서로 다른 수평각으로 치근단을 촬영하여, SLOB의 법칙으로 협설측을 파악한다.

53 조사통가림으로 인해 비노출 부위가 생겼을 때 필름 중앙에 일차방사선이 통과되도록 관구를 이동시킨다.

54 간접 디지털영상획득장치가 필름과 같은 유연성을 가져서 접근이 용이하다.

55 ① 교합제 홈을 절단교합 상태로 물린다.
② 갑상선보호대를 착용하지 않는다
③ 입술은 다문다.
④ 혀는 입천장에 위치한다.

56 **방사선 감수성**
- 고감수성 : 점막, 림프조직, 고환, 골수, 소장, 대장
- 중등도 감수성 : 폐, 신장, 간, 미세혈관, 타액선
- 저감수성 : 신경세포, 근세포, 성숙 적혈구

57 ① 노출시간을 길게 한다. → 관계 없음
② 감광도가 높은 필름을 사용한다.
③ 필름 고정은 손가락을 이용한다. → 손가락에 방사선 노출 위험 있음
⑤ 납이 내장되어 있는 원통형 조사통을 사용한다.

58 치경부소환은 치경부의 법랑질과 치조골의 양이 상대적으로 적어 띠모양의 방사선 투과상이 치경부에 나타나는 현상이다.

59 절개 및 배농(I&D)은 국소적으로 동통이 감소하고, 국소적으로 열이 내렸을 때, 또한 종창 부위에 파동이 촉지될 때, 백혈구 수치가 정상수치로 회복될 때 하는 것이 좋다.

60 루트피커(root picker)는 뿌리가 조각이 난 경우 뿌리 조각을 뽑을 때 쓰는 끝이 뾰족한 기구로, 끝이 굽어져 있는 것과 일직선인 것이 있다.

61 치주판막을 박리하기 위해 치은절개 후 골막기자(periosteal elevator)를 이용한다.

62 치아를 발거한 후 남아있는 염증이나 치낭을 제거하기 위해 외과용 큐렛을 이용해 발치와 내를 소파한다.

63 발치 중 무리한 힘으로 인해 주변 치조골이 파절될 수 있다.

64 단순골절은 골막이 유지되며 외부와 연결되지 않은 하나의 골절선이 보인다. 주로 하악 무치악에서 호발한다.

65 지대축조는 치관이 파절된 경우 고정부를 근관에 설치하는 구조물이다. 특별한 변색치아가 아니라면 전부도재관을 선택하여 심미성을 높인다.

66 금속도재관은 비교적 심미적이긴 하지만 치질삭제량이 많고, 과교합, 반대교합, 절단연교합의 환자, 이갈이 등의 비정상적인 습관을 가지고 있는 환자들에게 포세린(pocelin)이 파절될 가능성이 있어 추천하지 않는다.

67 국소의치의 클래스프-유지암에 대한 설명이다.

68 하악안정위는 상하악 치아가 접촉하지 않고, 하악이 중심교합보다 약간 하방에 위치한 것을 말한다. 상체를 세운 상태에서 안정을 취할 시 하악의 자세를 본다.

69 총의치 제작과정은 '인상채득 → 악간관계 기록 → 표준선 기입 → 납의치 시험 적합 → 총의치 장착'으로 이루어진다.
무치악악궁을 개인트레이로 인상채득한 후 만들어진 교합제를 이용해 악간관계 기록을 한다.

70 전기소작기를 이용한 치은압배 시의 단점은 사용 시 악취가 나며, 심장박동기를 착용한 환자에게는 사용하지 못하는 것이다. 부작용으로는 영구적 치은퇴축과 지각과민이 일어날 수 있다.

71 근관치료 시 세균에 의해 신경이 오염되는 것을 방지하기 위해 러버댐을 사용한다.

72 G.V.Black Ⅴ(5)급은 순면, 협면, 설면에 있는 치경 1/3 이내에 위치한 와동을 말한다.

73 와동형성의 요구조건으로 변연은 치질의 보존과 유지관리가 가능한 부위에 위치해야 하며, 치아우식증과 결이 있는 수복물을 제거하고, 생활치수를 보호해야 한다.

74 치은압배법은 와동형성 시 치은연하 변연을 분명하게 노출하여 정확한 인상채득을 가능하게 한다.

75 근관탐침(canal explorer)은 근관 입구의 탐색, 근관 입구의 장애물 분쇄에 사용하는 근관치료 전용기구이다.

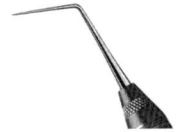

76 치아미백제로 과산화수소, 과산화요소, 과붕산나트륨이 사용된다.

77 유치의 치근이 흡수될 때 근처로 파치세포가 관찰된다.

78 유치열이 완성된 이후 영구치가 맹출하기 전까지 치아우식증이 많이 발생하므로 치과치료의 필요성이 중요하다. 유전적 골격성 교합 이상, 손가락 빨기 등에 의한 구강습관은 치열 및 교합 이상, 저작 및 발음의 지연과 장애를 유발할 수 있으므로 조기치료가 요구된다.

79 치근단 형성이 완성되지 않은 미성숙 영구치의 기계적 치수 노출이나 외상에 의한 치수 노출에는 치근단유도술을 진행한다.

80 물리적 접근법에는 신체적 속박과 입 가리기 방법이 있다.

81 다수치아 상실 시 상악편측은 횡구개호선, 상악양측일 경우 낸스구개호선이 적용된다

82 경련성 질환은 갑작스러운 자극을 최소화하고 신체속박장치를 이용하거나, 항경련제를 미리 복용할 수 있게 한다.

83 사주섬유군은 백악질 표면에 80%를 차지하는 가장 주된 섬유군으로, 수직교합압에 저항하는 치주인대섬유군이다.

84 전반적 급진성 치주염은 대부분 치아에 치주조직 파괴가 광범위하고 빠르게 진행되며, 제1대구치와 절치 외 3개 이상 영구치에 부착소실이 나타난다.

85 치근절제술은 근관치료 후 치관은 남기고 잔존 치근 중 하나만 제거하는 술식이다.

86 급성치주농양 시 다소 체온이 상승하며 전신적 반응이 있다.

87 외과용 큐렛에 대한 설명이다.

88 수술 후 2일은 냉찜질이 도움이 된다.

89 성장발육곡선의 일반형
- 골격, 근육, 호흡기, 소화기, 신장, 안면골(상악골, 구개골, 하악골, 설골)의 성장
- 5세경과 사춘기를 전후하여 많은 성장을 보이고 S자 곡선

90 앵글의 2급 2류 부정교합
- 상악전치의 후퇴와 정상적인 비호흡을 이루는 것으로 편측성인 것도 있음
- 상악중절치는 설측경사, 상악측절치는 순측경사
- 전치부에 깊은 수직피개

91 Separating pliers와 치간이개용 고무링을 이용하여 치간이개를 시행한다.

92 교정력 중 기능력에 대한 문제로 저작근을 사용하는 장치에는 액티베이터와 교합사면판이 있다.

93 상악전방견인장치는 상악을 전방견인하여 전방성장을 꾀하는 장치이다.

94 상교정 장치는 활성부, 유지부, 상부로 존재하는데 치아를 움직이는 힘은 활성부에서 주어지며, 종류에는 스크류, 스프링, 라비알보우가 있다.

95 ① 단위온도 변화에 따른 크기 변화는 열적 크기이다.
② 열팽창계수는 법랑질 및 상아질과 비슷해야 한다.
④ 치과재료는 용해도와 흡수도 모두 낮아야 한다.
⑤ 치면열구전색제는 타액에 대한 젖음성이 낮아야 한다.

96 연성이란 인장하중을 받았을 때 파절되지 않지만 영구변형되는 현상이다.

97 부가중합형 실리콘은 작업시간과 경화시간이 짧고 크기 안전성이 우수하며 지대치에 수분이 있어도 정밀인상이 가능하다.

98 복합레진의 마모저항성을 증가시키려면 필러의 함량이 많은 레진을 사용한다.

99 석고를 혼합할 때 진공 상태의 자동혼합기를 이용하면 강도가 증가한다.

100 산화아연유지놀시멘트(ZOE)에 대한 설명이다.

치과위생사 실전동형 봉투모의고사 제2회 1교시 해설

01	02	03	04	05	06	07	08	09	10
①	④	②	③	②	④	②	③	②	④
11	12	13	14	15	16	17	18	19	20
⑤	⑤	②	②	⑤	①	⑤	③	⑤	⑤
21	22	23	24	25	26	27	28	29	30
③	③	②	⑤	⑤	②	⑤	③	②	④
31	32	33	34	35	36	37	38	39	40
⑤	④	④	④	①	④	③	⑤	⑤	①
41	42	43	44	45	46	47	48	49	50
③	③	④	④	⑤	①	③	⑤	④	③
51	52	53	54	55	56	57	58	59	60
③	④	②	①	②	①	②	①	⑤	④
61	62	63	64	65	66	67	68	69	70
③	③	④	⑤	④	①	②	④	②	⑤
71	72	73	74	75	76	77	78	79	80
⑤	⑤	②	③	⑤	④	④	②	③	①
81	82	83	84	85	86	87	88	89	90
①	③	⑤	③	⑤	③	④	④	③	②
91	92	93	94	95	96	97	98	99	100
⑤	①	②	②	②	②	②	②	④	④

01 의료업에 종사하고 직접 조산한 의사·한의사 또는 조산사가 아니면 출생·사망 또는 사산 증명서를 내주지 못한다. 다만, 직접 조산한 의사·한의사 또는 조산사가 부득이한 사유로 증명서를 낼 수 없으면 같은 의료기관에 종사하는 다른 의사·한의사 또는 조산사가 진료기록부 등에 따라 증명서를 내줄 수 있다(법 제17조 제2항).

02 보건복지부장관은 수험이 정지되거나 합격이 무효가 된 사람에 대하여 처분의 사유와 위반 정도 등을 고려하여 대통령령으로 정하는 바에 따라 그다음에 치러지는 이 법에 따른 국가시험 등의 응시를 3회의 범위에서 제한할 수 있다(법 제10조 제3항).

03 변사체 신고(법 제26조)
의사·치과의사·한의사 및 조산사는 사체를 검안하여 변사한 것으로 의심되는 때에는 사체의 소재지를 관할하는 경찰서장에게 신고하여야 한다.

04 의료인은 대통령령으로 정하는 바에 따라 최초로 면허를 받은 후부터 3년마다 그 실태와 취업상황 등을 보건복지부장관에게 신고하여야 한다(법 제25조 제1항).

05 개설 등(법 제33조 제3항~제4항)
- 의원·치과의원·한의원 또는 조산원을 개설하려는 자는 시장·군수·구청장에게 신고하여야 한다.
- 종합병원·병원·치과병원·한방병원·요양병원 또는 정신병원을 개설하려면 시·도 의료기관개설위원회의 심의를 거쳐 시·도지사의 허가를 받아야 한다.

06 의료기사 등은 대통령령으로 정하는 바에 따라 최초로 면허를 받은 후부터 3년마다 그 실태와 취업상황을 보건복지부장관에게 신고하여야 한다(법 제11조 제1항).

07 양벌규정(법 제32조)
법인의 대표자나 법인 또는 개인의 대리인, 사용인, 그 밖의 종업원이 그 법인 또는 개인의 업무에 관하여 제30조 또는 제31조의 위반행위를 하면 그 행위자를 벌하는 외에 그 법인 또는 개인에게도 해당 조문의 벌금형을 과한다. 다만, 법인 또는 개인이 그 위반행위를 방지하기 위하여 해당 업무에 관하여 상당한 주의와 감독을 게을리하지 아니한 경우에는 그러하지 아니하다.

08 의료기사 등은 대통령령으로 정하는 바에 따라 최초로 면허를 받은 후부터 3년마다 그 실태와 취업상황을 보건복지부장관에게 신고하여야 한다(법 제11조 제1항).

09 ① 의료기사 등에 대한 보수교육 업무를 위탁받은 기관은 매년 보수교육을 실시하여야 한다(시행규칙 제18조 제1항).
③ 보수교육의 시간은 매년 8시간 이상이다(시행령 제11조 제1항 제1호).
④ 보수교육 관계서류 보존기간은 3년이다(시행규칙 제21조).
⑤ 보수교육실시기관의 장은 다음 연도 보수교육 계획서를 보건복지부장관에게 제출하여야 한다(시행규칙 제19조 제1항).

10 의료기사 등은 이 법 또는 다른 법령에 특별히 규정된 경우를 제외하고는 업무상 알게 된 비밀을 누설하여서는 아니 되는데 이를 위반하여 업무상 알게 된 비밀을 누설한 사람은 3년 이하의 징역 또는 3천만원 이하의 벌금에 처한다(법 제30조 제1항 제3호).

11 시장·군수·구청장(특별자치시장·특별자치도지사는 제외한다)은 해당 시·군·구(특별자치시·특별자치도는 제외한다) 위원회의 심의를 거쳐 지역보건의료계획(연차별 시행계획을 포함한다)을 수립한 후 해당 시·군·구의회에 보고하고 시·도지사에게 제출하여야 한다(법 제7조 제3항).

12 과태료는 해당 지방자치단체의 조례에서 정하는 바에 따라 해당 시장·군수·구청장이 부과·징수한다(법 제34조 제2항).

13 시·도지사 또는 시장·군수·구청장은 지역보건의료계획을 수립하는 경우에 그 주요 내용을 시·도 또는 시·군·구의 홈페이지 등에 2주 이상 공고하여 지역주민의 의견을 수렴하여야 한다(시행령 제5조 제3항).

14 지역보건의료계획의 수립 등(법 제7조 제1항)
특별시장·광역시장·도지사 또는 특별자치시장·특별자치도지사·시장·군수·구청장은 지역주민의 건강증진을 위하여 다음의 사항이 포함된 지역보건의료계획을 4년마다 수립하여야 한다.
- 보건의료 수요의 측정
- 지역보건의료서비스에 관한 장기·단기 공급대책
- 인력·조직·재정 등 보건의료자원의 조달 및 관리
- 지역보건의료서비스의 제공을 위한 전달체계 구성 방안
- 지역보건의료에 관련된 통계의 수집 및 정리

15 보건복지부장관과 시·도지사(특별자치시장·특별자치도지사를 포함한다)는 지역보건의료기관의 전문인력의 자질 향상을 위하여 필요한 교육훈련을 시행하여야 한다(법 제16조 제3항).

16 구강건강실태조사(시행령 제4조 제2항~제3항)
- 구강건강상태조사 : 치아건강상태, 치주조직건강상태, 틀니보철상태, 그 밖에 치아반점도 등 구강건강상태에 관한 사항
- 구강건강의식조사 : 구강보건에 대한 지식, 구강보건에 대한 태도, 구강보건에 대한 행동, 그 밖에 구강보건의식에 관한 사항

17 불소용액 양치사업에 필요한 불소용액의 농도는 매일 1회 양치하는 경우에는 양치액의 0.05퍼센트로, 주 1회 양치하는 경우에는 양치액의 0.2퍼센트로 한다(시행규칙 제10조 제2항).

18 수돗물불소농도조정사업계획 내용의 공고(시행령 제5조)
수돗물불소농도조정사업을 시행 또는 중단하려는 시·도지사, 시장·군수·구청장 또는 한국수자원공사사장은 수돗물불소농도조정사업계획에 관한 사항을 해당 지역주민에게 3주 이상 공보와 해당 지역을 주된 보급지역으로 하는 일간신문에 공고하여야 하고, 그 밖에 필요한 경우에는 인터넷 홈페이지, 방송 등 효과적인 방법으로 공고할 수 있다.

19 학교 구강보건사업(법 제12조)
- 「유아교육법」에 따른 유치원 및 「초·중등교육법」에 따른 학교의 장은 사업을 하여야 한다.
- 학교의 장은 학교 구강보건사업의 원활한 추진을 위하여 그 학교가 있는 지역을 관할하는 보건소에 필요한 인력 및 기술의 협조를 요청할 수 있다.
- 사업의 세부 내용 및 방법 등에 관하여는 대통령령으로 정한다.

20 교육훈련(법 제21조)
- 보건복지부장관은 구강보건사업과 관련되는 인력의 역량강화를 위하여 교육훈련을 실시할 수 있다.
- 보건복지부장관은 교육훈련을 전문 관계 기관(시·도 지방공무원교육원, 구강보건전문연구기관, 구강보건사업을 하는 법인 또는 단체)에 위탁할 수 있다.

21 하악골 외측면 하악지에서 관찰되는 구조물은 교근조면, 근돌기, 하악각, 관절돌기, 하악두이다.

22 구륜근은 상순절치근, 비순근, 하순절치근이 모여 있으며 입을 다물고 휘파람을 불게 하는 안면근육이다.

23 악하선의 개구부위는 설하소구이며 턱 밑 쪽에 존재한다. 또한, 타액 분비가 가장 많다.

24 개구운동 초기에는 외측익돌근이 작용하지만, 말기에는 악이복근 전복이 작용한다.

25 후상치조동맥은 상악구치부와 상악동을 지배하는 동맥이다.

26 악하림프절은 뺨과 상순, 혀의 몸통, 경구개 앞부분, 하악절치와 상악 제3대구치를 제외한 모든 치아에 유입되는 림프절이다.

27 중상치조신경은 상악소구치, 상악 제1대구치와 치주조직을 감각한다.

28 ① 상악우측 제1소구치 – 국제치과연맹표기법(FDI system) – 24
② 하악좌측 제1소구치 – 사분구획법 – 4
④ 하악좌측 유절치 – 국제치과연맹표기법(FDI system) – 71
⑤ 상악우측 유견치 – 연속표기법 – R

29 만곡상징은 견치와 상악대구치에서 뚜렷하고 하악중절치에서 미약하다.

30 ① 하악 제1유구치 – 복근치
② 하악 제1소구치 – 단근치
③ 하악 제3대구치 – 복근치
⑤ 상악 제1유구치 – 다근치

31 하악중절치는 구강 내에서 가장 작은 치아이며, 근·원심반부가 대칭적이어서 근원심우각이 모두 직각이다.

32 하악 제2소구치의 3교두형은 Y형 구의 모양과 설측구, 중심소와가 존재하며, 횡주융선은 약간 근심에 위치한다.

33 상악 제1대구치와 상악 제2유구치에 나타나는 이상결절은 카라베리결절로, 근심설측교두의 설면에 나타난다.

34 ① 설측근의 크기가 가장 크다.
② 원심설측교두에 삼각융선이 없다.
③ 4개의 교두와 3개의 치근이 있다.
⑤ 설측에 있는 교두가 기능교두의 역할을 한다.

35 이차구개는 좌우구개돌기와 비중격이 만나 이룬다.

36 상피조직
- 신체 및 기관의 표면과 혈관의 작은 공간과 같은 내면을 덮고 있는 조직이다.
- 보호, 흡수, 분비, 감각 등의 기능을 담당한다.
- 세포 주변에 세포사이물질이나 조직액(세포간질)이 매우 적거나 거의 없다.
- 상피세포끼리 결합력이 강하다.
- 혈관이 분포되어 있지 않다.
- 상피세포와 결합조직 사이에 기저막이 존재한다.

37 모상기에는 법랑기, 치아유두, 치아주머니가 관찰된다.

38 헤르트비히 상피근초는 내치상피와 외치상피로 구성되어 있으며, 치근의 형태와 방향을 결정하고 치근상아질을 유도한다.

39 레찌우스선은 법랑모세포가 1~2주 동안 형성한 법랑질의 양을 나타낸다.

40 비각질중층편평상피의 특징이며 입술점막, 볼점막, 치조점막, 구강저, 혀의 아래쪽 면, 연구개에 분포한다.

41 관주상아질은 석회화의 정도가 높고 고도로 광화되어 있다.

42 조직이 손상을 받으면 모세혈관이 일시적으로 수축했다가 혈류량을 증가시키면서 급속도로 확장된다. 그로 인해 모세혈관의 투과성이 증가되며 혈관 내 삼출액이 모세혈관을 빠져나가게 된다(종창).

43 칸디다증(candidiasis)은 AIDS, 영양실조, 당뇨병, 류마티스 관절염 등 만성질환에 의해 면역력이 저하되었을 때 나타난다(기회감염). 또한, 치료 목적으로 항생제, 부신피질호르몬, 면역억제제를 장기간으로 사용한 경우 구강 내 정상 상재균총의 분포비율이 변화(균교대현상)에 의해 발생된다.

44 선양치성종양은 젊은 여성의 상악견치부에서 주로 호발하며, 매복치아를 수반하고 있다. 방사선 사진상 투과상으로 보이며, 적출 후에 재발은 거의 없다.

45 법랑모세포종은 20~40대 하악 대구치부에서 호발하며, 악성화해서 침윤성 증식과 전이가 일어난다. 무통성 종창과 치아뿌리를 흡수하며, 방사선 사진상 투과상을 띤다.

46 치근단낭은 악골에서 발생하는 낭 중 가장 호발하며, 자각증상, 교합통, 타진통이 없다. 방사선 사진상 근첨부에 경계가 뚜렷한 투과상을 보이며 낭종 내 치근을 함유하고 있다.

47 급성으로 온 치관주위염은 확산 가능성과 동통의 이유로 사전 항생제를 복용 후 치료한다.

48 치수괴사는 비가역성 치수염으로 자극 없이도 통증을 느끼며, 환자 체위에 따라 통증이 증가할 수 있다. 연관통이 있으며, 외부자극 없이도 자발적, 간헐적으로 발생한다.

49 근수축의 원리
- 신경 자극으로 아세틸콜린이 신경세포로부터 분비되어 근섬유에 결합
- 아세틸콜린이 수용체에 결합하여 근섬유 자극 후 근형질내세망에서 칼슘이 분비
- 분비된 칼슘이 액틴과 연결분자인 트로포닌과 결합하여 마이오신을 이동하게 함
- ATP가 마이오신 머리 부위에 결합하며 근절을 당기기 위한 에너지원으로 쓰이면서 근수축

50 락토페린(lactoferrin)은 세균의 발육과 성장을 억제한다.

51 트롬빈은 혈액응고의 본질인 혈액 속의 가용성 피브리노겐을 가수분해하여 불용성인 피브린으로 변화시키는 반응을 촉매한다.

52 항이뇨호르몬은 뇌하수체 후엽에서 분비되며, 신장에서 수분을 재흡수시켜 요량을 감소시켜준다.

53 백악질은 치근상아질 전체를 감싸고, 뼈의 구조와 유사하나 혈관이 없는 조직이다.

54 압각은 치수와 치주인대에 존재하며 치아에 압력이 가해지면 구심성 신경흥분이 중추에 전달되어 발생하는 감각이다.

55 교합력은 교합에 의해 교합면에 가해지는 힘으로 남녀 모두 20대일 때 최대이고, 구치부에서 가장 강하다.

56 *Candida albicans*는 구강 칸디다증을 일으키는 원인균으로 진핵세포이며 진균성 감염을 일으킨다. 항생제 남용 시 가장 빈발하고, 기회감염과 균교대증으로 발병한다.

57 B-림프구는 항체를 생성하는 세포로 면역반응 특이성에 기여하며, 체액성 면역에 해당한다.

58 항미생물제제
- 세포벽 합성 저해제 : 페니실린계, 세펨계, 반코마이신, 바시트라신
- 단백질 합성 저해제 : 테트라사이클린계, 마크로라이드계, 클로람페니콜류, 아미노당류
- 세포막 저해제 : 세포엔류, 이미다졸류, 트리아졸류

59 타액의 항균인자인 용해소체(라이소자임)에 대한 설명이다.

60 수두 대상포진 바이러스에 대한 설명으로 원인은 *Varicella-zoster virus*이다.

61 구강보건발생기에 대한구강보건학회가 창립되고 전문가 불소사업이 시작되었으며, 최초의 치과위생사 교육이 시작되었다.

62 생체적 현상은 연령특성, 성별특성, 종족특성과 같은 숙주의 생체특성에 따라서 질병의 발생 양태가 달라지는 현상을 말한다.

63 불소용액양치사업의 장점
- 단시간 내 도포 가능
- 쉽게 수행 가능, 실천성 높음
- 학업에 지장을 주지 않음
- 특수한 장비와 기구 불필요
- 학생들의 책임감을 불러일으킬 수 있음

64 상향식구강보건사업기획은 지역사회주민의 요구와 방향 설정에 따라 수립하고, 외부소통이 어렵고 자체적 지도력을 겸비한 인력이 있는 지역에서 시행한다.

65 치아부식증은 산업현장에서 발생한 화학물질, 산성물질로 인해 치아 표면이 탈회되거나 치아 구조의 결손이 생긴 것을 의미한다.

66 예방지향적 포괄구강진료는 개별적인 치아의 보존보다 종합적인 구강건강 회복과 유지가 중요하다.

67 중·고등학교 학생구강보건은 영구치가 대부분 맹출된 시기로, 치아우식증과 치주병이 발생하며, 치아의 외상에 관심이 필요하다.

68 구강보건사업의 평가원칙은 명확한 평가목적에 따라 장·단기 효과를 구분하고, 객관적 평가와 계속적 평가가 필요하다. 또한, 평가결과가 다음 기획의 기초자료로 사용되어야 하며, 장단점을 지적하여야 한다.

69 공중구강보건사업의 특성은 예방사업을 위주로 하고, 건강한 사람까지도 대상으로 한다. 또한, 분업방식으로 공동책임이 인식된 사회에서 전개되며, 여러 가지 구강병 발생 요인을 복합적으로 관리한다.

70 임산부구강보건 방법
- 구강환경 관리(입덧 관리)
- 임신중기 구강병 치료
- 영유아구강보건교육
- 식이지도
- 흡연, 음주, 카페인 등 제한 등

71 지역사회 실태조사 중 구강보건실태는 구강건강실태, 구강보건진료필요, 활용 가능한 구강보건진료인력자원과 그 활용도, 주민구강보건의식, 공중구강보건사업 수혜자 등을 조사한다.

72 설문조사법은 조사시간과 경비가 절약되며, 한 번에 여러 사람의 조사가 가능하며, 별도의 면접기술이 불필요하다. 그러나 응답자가 조사내용을 이해하지 못하는 가능성과 불성실한 응답자의 불량한 결과의 가능성을 배제할 수 없다.

73 수돗물불소농도조정사업의 특성은 효과적이고 경제적이며 용이하고 안전하며, 공평하다는 것이다.

74 구강보건진료수요는 상대구강보건진료필요 중에서 소비자가 필요하다고 인정한 것을 말한다.

75 혼합구강보건진료제도는 구강진료제공자와 소비자 간에 정부가 개입된 제도로 현재 우리나라 구강보건진료제도이다.

76 구강보건진료정보입수권은 자신의 구강보건진료에 대한 정확한 정보를 입수할 권리를 뜻한다.

77 1차 구강보건진료는 지역사회 내부에서 제공되어야 하며, 전체 지역사회 개발사업의 일환으로 제공된다. 또한, 지역사회 주민의 자발적인 참여와 공중구강 보건진료기관의 활동으로 제공된다.

78 구강보건진료를 서비스 완급에 따라 분류하면 일상구강보건진료와 응급구강보건진료로 나눌 수 있다. 응급구강보건진료는 생명이 위태롭거나 고통이 심한 환자에게 전달하는 진료이다.

79 공공부조는 자력으로 생계를 영위할 수 없는 자들의 생활을 그들이 자력으로 생활할 수 있을 때까지 국가가 재정자금으로 보호하여 주는 일종의 구빈제도이다.

80 각자구강진료비 조달제도는 구강진료 소비자가 각자 지불한 행위별 구강진료비를 조달하기 때문에 소득계층별 편재화 현상이 심화될 수 있다. 따라서 구강진료비와 유효구강진료수요가 상호 역비례하며, 현재 미국의 구강진료비 후불제도에 해당한다.

81 현대구강보건진료제도는 전체 국민이 계속구강건강관리의 주기와 응급구강진료를 전달하여야 할 때 예방 지향적이고 포괄적인 구강보건진료를 소비할 수 있어야 한다.

82 비공식적 참여자인 일반국민은 투표나 정당의 업무를 돕는 방법, 이익집단의 형성과 활동에 참여하는 방법으로 정책과정에 참여할 수 있다.

83 구강건강실태조사 과정
조사목적 설정 → 표본추출 → 조사승인 취득 및 예정표 작성 → 조사요원 교육훈련 → 조사대 편성 및 본조사 준비

84 우식경험충전치아(F, 6)는 우식으로 인해 영구재료로 충전했거나, 충전물 주위에 우식이 없거나, 치아우식으로 인해 인공치관을 장착한 치아를 말한다.

85 구강환경지수(OHI) 지수는 음식잔사와 치석이 치아 표면에 부착되어 있는 정도로 구강환경상태를 표시한다. 최고치는 12점으로 모든 치아의 협·설면 잔사지수와 치석지수를 조사한다.

86 우식경험영구치지수(DMFT index)는 우식경험영구치수/전체 피검자수로 구한다.
= 420/280 = 1.5

87 제1대구치 건강도(Clune)
$= \dfrac{\text{제1대구치 4개치아의 평점의 합}}{40} \times 100(\%)$
※ 우식이 있는 경우 한 치면당 −1점,
　충전이 되어 있는 경우 한 치면당 −0.5점

88 구강환경지수(OHI)는 잔사지수(DI)+치석지수(CI)이다.
= 1+1+2+2 = 6

89 2점(경도 반점치아), 딘과 멕케이의 반점치 지수에서 개인의 반점도는 구강에 두 개 이상 존재하는 최고도 반점치아로 계산한다.

90 개량구강환경관리능력지수(PHP-M index)는 구강환경관리능력지수를 개량한 지표로 6개 치아의 협·설면을 5개면으로 나누어 평가한다.

91 지적영역의 문제해결 수준은 지식을 응용하여 그 문제를 해결할 수 있는 수준의 지식을 말한다.

92 시범은 학습자에게 경험을 부여하여 학습내용과 과정을 분명히 전달할 수 있다. 다만 교사의 정확한 시범을 필요로 한다.

93 구강보건행동을 유발하기 위한 과정은 '이해 → 관심 → 참여 → 행동'이다.

94 충동은 잠재적인 힘을 특정한 행동양식으로 이끌어 나가게 하는 것이다.

95 교육매체는 교육의 목적을 달성하기 위해 활용되는 기구, 자료, 수단과 방법을 모두 포함한다.

96 모형은 소수그룹 강의에서 사물의 형태 그대로 관찰할 수 있어 유용하다. 다만, 가격이 비싸며 파손될 가능성이 커 주의를 요한다.

97 욕구확인 - 동기유발 - (치료 및 구강보건교육계획 수립과 시행) - 계속유지관리

98 교육과정의 순환과정은 '교육목표의 설정 → 교육내용의 선정 → 교육경험의 선정 → 교육내용과 경험의 조직 → 교수-학습의 실제 → 교육평가'로 이루어진다.

99 환자교육 개발과정 순서
교육목적 설정 → 교육목표 설정 → 교육프로그램 설계 → 교육자료 준비 → 각 교육과정과 내용에 대한 책임소재 결정 → 교육평가방법 설정 → 의견교환 → 환자교육에 대한 의견토의

100 대중구강보건교육은 헤아릴 수 없는 대중을 대상으로 하기 때문에 대량전달수단(TV, 신문, 라디오 등)을 이용한다.

치과위생사 실전동형 봉투모의고사 제2회 2교시 해설

01	02	03	04	05	06	07	08	09	10
⑤	③	③	④	④	③	⑤	④	④	②
11	12	13	14	15	16	17	18	19	20
⑤	③	③	④	⑤	③	④	④	⑤	⑤
21	22	23	24	25	26	27	28	29	30
③	③	①	③	⑤	①	①	①	①	①
31	32	33	34	35	36	37	38	39	40
①	①	④	①	⑤	⑤	③	①	④	③
41	42	43	44	45	46	47	48	49	50
③	②	②	⑤	④	④	②	④	⑤	⑤
51	52	53	54	55	56	57	58	59	60
⑤	⑤	②	④	⑤	②	⑤	①	⑤	②
61	62	63	64	65	66	67	68	69	70
②	④	⑤	②	①	②	④	②	④	③
71	72	73	74	75	76	77	78	79	80
③	⑤	⑤	④	⑤	⑤	④	②	①	②
81	82	83	84	85	86	87	88	89	90
⑤	⑤	⑤	①	③	②	①	④	①	③
91	92	93	94	95	96	97	98	99	100
④	②	①	⑤	⑤	①	①	③	①	⑤

01 부정교합차단 – 조기질환기, 근관충전 – 진전질환기에 해당한다.

02 치질 내 산성증가법인 불소도포법·불소복용법과 세균 침입로 차단법인 치면열구전색법이 숙주요인 차단방법에 해당한다.

03 4단 치아우식 예방법 중 다발성 치아우식증 환자에게는 식이조절이 먼저 시행되어야 한다.

04 글루칸은 세균이 획득피막에 부착하고 고정하는 데 역할한다.

05 첨단칫솔의 적용 부위에 대한 설명이다.

06 치실의 양중지 사용법
치실을 약 45cm로 잘라 양손 중지에 감음 → 실제 적용될 치실이 2~2.5cm 되도록 엄지와 검지로 치실을 잡음 → 톱질 동작, 접촉면을 통과, 치은연하 1mm까지 삽입 → 원심 쪽으로 C자 형태가 되도록 근심치면을 감쌈 → 치실의 사용 방향은 접촉점에서 치은열구까지 상하 방향으로 5회 정도 움직임, 반대도 동일하게 시행

07 상하쓸기 동작으로 하는 칫솔질에는 회전법, 개량바스법, 개량스틸맨법, 개량차터스법 등이 있다.

08 임플란트 주위와 가공의치 인공치아 기저부 관리가 불량할 경우 차터스법을 적용한다.

09 15점을 6개 치아로 나누면 2.5로 불량에 해당한다.

10 불화나트륨은 농도 2%, 무색·무취·무자극성이며, 불소이온도포법의 재료로 사용된다.

11 **치면열구전색 과정**
치면청결 → 치아격리 → 치면건조 → 산부식 → 물세척 → 치면건조 → 전색재 도포 → 전색재 경화 → 교합 및 인접면 검사

12 치면건조가 가능한 치아가 적응증에 해당한다.

13 식품의 전당량은 음식에 함유된 당분의 양이며, 점착도와 함께 치아우식유발지수를 구하는 지표이다.

14 식단처방의 준칙으로 식단처방 과정에 포함된다.

15 tes-tape를 이용해 3분 간격으로 구강 내 포도당 잔류여부를 확인하는 검사이다.

16 타액완충능 6방울 미만은 매우 부족 상태로 보충이 필요하다.

17 치경부마모 부위에 불소를 도포하여 시린 증상 완화를 기대한다.

18 ① 펜잡기법으로 칫솔을 잡는다.
② 가운데로 모인 두줄모 칫솔을 사용한다.
③ 전문가 칫솔질이다.
⑤ 인접면 치면세마에 효율적인 방법이다.

19 치은연하치석은 흑색, 암갈색을 띠며, 치은열구액으로부터 기원된다. 인접면, 설면의 치근에 주로 위치하며, 기구나 방사선사진 촬영을 통해 관찰할 수 있다.

20 미니-파이브큐렛은 그레이시큐렛보다 terminal shank가 3mm 더 길고 blade의 길이가 1/2 정도 짧고 더 얇다. 따라서 깊고 좁은 치주낭과 치근분지부 부위에 사용한다.

21 파일스케일러는 여러 개의 절단연으로 되어 있고, 다량으로 단단하게 부착된 치석을 부수거나 깨뜨릴 때 사용한다.

22 간접 시진은 치경에 비춰 시진하는 방법을 말한다. 직접 시진하기 어려운 최후방 구치의 원심면을 보거나 전치부 설면을 시진할 때 쓰인다.

23 12세 이하는 혼합치열기로 Class C에 해당한다.

24 치근활택술 이후 적절한 칫솔질과 치은마사지로 치은을 자극하여 회복을 촉진한다. 또한, 항세균제나 생리식염수로 양치하도록 권장하며 뜨겁거나 찬 음식과 당분이 많은 음식은 치아에 과민반응을 증가시킨다.

25 후천성 얇은 막(획득피막)은 음식물과 결합 시 치면세균막 형성의 핵물로 발전한다. 치아를 산으로부터 보호하는 역할을 한다.

26 황색 착색(yellow stain)은 치면세균막이 분포하고 있는 주위에 노란색으로 착색된다.

27 하악 시술 시 효과적인 변형수평자세(modified supine position)는 환자의 등받이가 바닥과 20°가 되도록 약간 세운 상태이며, 개구한 상태에서 하악 교합면이 바닥과 평행하여야 한다.

28 치주낭측정기(probe)는 치아의 장축에 평행하게 넣는다. 치은연에서 접합상피까지의 치주낭 깊이를 측정한다.

29 연마 시 윤활제의 역할은 마찰열과 마모를 방지하며 동작을 용이하게 한다.

30 ② G.cr : 골드크라운
③ R/F : 레진
④ FD : 완전틀니
⑤ R.R : 잔존치근

31 노인을 대상으로 할 때에는 시술 전에 전신건강 상태를 파악하고, 큰 소리로 얼굴을 가까이 한 후 대화한다. 치석 침착이 심하면 여러 번 내원하여 부담되지 않도록 제거한다. 치근 노출 시 시린 부분은 기구조작에 유의해야 한다.

32
② bridge crown – ○=○
③ interdental space – ∨
④ missing tooth – //
⑤ semi eruption tooth – ▲

33 일반큐렛 tip의 모양(작동부 최점단)은 치은 내로 삽입하기 위해 둥근 형태로 되어 있다.

34 손 세척 시 손가락 끝에서 팔꿈치까지 씻고, 씻은 후엔 손을 하늘로 향하게 한다. 또한, 항균제가 포함된 액체 비누를 사용하는 것이 좋다.

35 불포화화학증기멸균법은 특수한 화학용액을 폐쇄된 공간에서 가열해 뜨거운 화학증기를 만들어내기 때문에 장갑과 보안경을 사용하고 환기가 잘 되는 곳에서 작동해야 한다.

36 초음파치석제거기는 물분사로 인해 시술부위를 청결하게 하며 항균효과가 있다. 또한, 기구조작이 간편해 시술시간이 단축되고 환자와 술자의 피로가 감소된다.

37 연마석 고정법의 경우 기구는 변형펜잡기법으로 잡는다.

38 경사 자세는 등받이와 바닥이 40~50°이다. 심혈관계질환자, 호흡기질환자, 임산부 시술 시 사용한다.

39 X선만 가지는 특성
- 눈에 보이지 않음
- 물질을 투과(파장이 짧음, 투과작용)
- 형광 발생(형광작용)
- 원자를 전리시킴(전리작용)
- 구강진단용 X선 파장 : 0.1~0.5 Å

40 부가여과기에 대한 설명으로 알루미늄을 사용하며 장파장의 광자를 흡수한다.

41 거리역자승의 법칙
- X선속의 강도는 초점으로부터 거리의 제곱에 반비례
- X선속의 강도는 타겟과 필름거리의 제곱에 반비례

42 관전류 조절에 대한 설명이다.

43 선예도에 대한 설명으로 선예도를 증가시키기 위해서는 환자의 움직임을 최소화하고, 할로겐화은 크기는 작은 필름을 선택하고, 초점크기는 작게, 필름과 피사체의 거리는 짧게, 초점과 피사체의 거리는 증가시킨다.

44 흑화도에 영향을 주는 요인
- 관전류, 관전압, 노출시간 : 비례
- 초점과 필름 사이의 거리 : 짧을수록 증가
- 물체두께 : 두꺼울수록 감소
- 물체의 밀도 : 높을수록 감소
- 현상액 온도와 시간 : 온도가 높고 시간이 길수록 증가

45 방사선 투과성 물질은 치수와 치주인대강이다.

46 이극, 이융선, 하악하연, 영양관이 하악전치부 치근단 영상에서 불투과성으로 관찰된다.

47 교익촬영이 필요한 상황에 대한 설명이다.

48
① 고감광도의 필름을 사용한다.
② 촬영법은 등각촬영법을 권장한다.
③ 하악도 소아필름을 선택한다.
⑤ 10세 이하의 소아 환자는 노출량을 50% 감소한다.

49 상층은 파노라마 방사선 사진상에 구조물이 명확하게 나타나는 입체적인 곡선부이다.

50 직접 디지털영상획득장치는 플라스틱 필름으로 인해 센서 연결 부위가 취약하고 감염 방지에 취약하다.

51 필름유지기구의 사용으로 물체와 필름의 증가된 거리를 장조사통을 이용하여 보상함으로써 상의 확대와 선명도를 보상한다.

52 환자·필름·관구가 이동할 경우 흐릿한 상이 관찰되므로 움직임을 최소화한다.

53 교합촬영은 개구 제한이 있는 환자에게 적용 가능하며, 타액선 관찰이 가능하다.

54 전치부가 확대되어 나온 것은 상층보다 후방으로 교합제를 물렸기 때문이며, 상층에 정확히 찍히기 위하여 교합제의 홈 부분을 정확히 물도록 한다.

55 납이 내장된 원통형 조사통을 사용하여 산란방사선을 감소시킨다.

56 세포의 방사선 감수성
- 세포분열이 활발할수록 감수성 높다.
- 조직의 재생능력이 클수록 감수성 높다.
- 형태, 기능적으로 미분화일수록 감수성 높다.

57 치근단 낭의 방사선 형태는 경계가 뚜렷하고 경계부가 피질골로 싸여있는 방사선 투과성 병소로 관찰된다.

58 착시현상에 대한 설명이다.

59 단순발치는 점막의 절개 및 피판의 박리과정이 필요하지 않다.

60 국소마취는 의식을 소실하지 않으며, 신체의 일정 부위를 지배하는 말초신경의 기능을 가역적으로 마비, 지각전달을 차단시키는 방법이다. 과민반응이 없어야 하며, 전신의 독성이 없어야 한다. 마취효과는 신속하되, 지속시간이 충분해야 한다.

61 창상 치유의 지연요소로는 감염, 창상의 크기, 이물질, 혈류의 공급상태, 환자의 전신상태를 고려해야 한다.

62 복잡 치관–치근파절의 치료는 근관치료나 치은절제술, 정출치료, 보철치료를 할 수 있다.

63 치근단절제술은 치근에 염증이 생겨 낭종을 형성하였을 때 원인이 되는 치근단을 절제하는 수술이다. 주로 신경치료를 마무리한 후 진행한다.

64 악관절이 탈구된 경우 악관절 정복술로 재위치로 정복한 후 2~3일은 탄력붕대를 감아 고정과 안정을 도모하는 것이 좋다.

65 전부금속관은 유지력이 좋으며, 교합력의 회복이 좋다. 또한, 치경부의 적합도가 양호하며 도재보다 치질 삭제량이 적다.

66 치아의 결손상실에 수반하는 변화로 인접치아는 경사이동하며 대합치아는 정출된다. 치근막의 상실로 인해 교합압 감지기능은 상실되며, 상악골의 흡수는 구개측보다 순협측이 더욱 빠르게 흡수된다.

67 지대축조 시 단점으로 시술 중 치아측면과 치근의 천공가능성이 있으며, 과다한 GP cone의 제거로 치근단 폐쇄 부분의 손상 가능성이 있다.

68 총의치 제작과정은 '인상채득 → 악관관계 기록 → 표준선 기입 → 납의치 시험 적합 → 총의치 장착'으로 이루어진다.
무치악악궁을 개인트레이로 인상채득한 후 만들어진 교합제를 이용해 악간관계 기록을 한다.

69 케네디 Ⅳ급은 정중선을 중심으로 생긴 양측성 치아결손 부위가 잔존치아의 전방에 위치하는 것을 말한다.

70 총의치 착용 시 처음과는 다른 기능회복의 한계를 설명하여야 한다. 또한, 타액 분비량은 총의치 착용과는 상관이 없다.

71 근관스프레더(root canal spreader)는 측방가압법으로 근관충전할 시 GP cone을 삽입한 후 측방으로 압박할 시 사용한다.

72 러버댐의 장점으로 시술의 효율이 상승한다. 진료시간이 단축되고 접근성이 확보되며 술자와 환자 보호로 인해 가장 확실하고 대표적인 방습법이라 할 수 있다.

73 G.V Black의 와동분류법
- Ⅰ급 : 구치부 교합면 와동
- Ⅱ급 : 구치부 인접면 와동
- Ⅲ급 : 절단연을 포함하지 않은 전치부 인접면 와동
- Ⅳ급 : 전치부 절단연을 포함한 인접면에 위치한 와동
- Ⅴ급 : 치경 1/3 부위의 와동

74 아말감 충전을 위해 와동을 형성하기에 적합한 버는 배를 닮은 배형버(pear bur)로, 두부 끝이 편평하고 옆면 모서리가 둥글다.

75 연령이 증가될수록 치수각과 치수실 크기가 감소하고, 근관이 좁아지고 가늘어진다. 또한, 근관의 끝이 치근단에서 점점 멀어지며, 근관이 불규칙하게 좁아지거나 막히기도 한다.

76 치아변색의 전신적인 요인으로는 노화, 법랑질 형성장애, 테트라사이클린 변색 등이 있다.

77 초기영구치열기에서는 다발성 우식증, 사춘기성 치은염, 유년형 치주염이 발생하기 쉽다.

78 치과치료에 대한 긴장과 불안을 분산시켜 공포를 줄여주는 방법으로 분산은 영상이나 오디오 등 시청각 기기를 이용한다.

79 유구치 기성관은 치질삭제량은 적고, 치관의 근원심 길이의 회복이 쉬운 장점들이 있다.

80 직접치수복조술에 대한 설명으로 노출된 치수에 수산화칼슘을 도포한 뒤 ZOE나 IRM으로 임시충전한다.

81 치수절단술에 대한 설명, 적응증
- 기계적 노출 또는 외상에 의해 노출된 치수
- 자발통 병력이 없는 치아
- 타진에 무반응
- 치수절단술 후 수복치료 가능
- 치근단 병변 없는 경우

82 제1유구치의 단독상실 시 밴드 & 루프(band & loop) 또는 크라운 & 루프(crown & loop)를 사용하는데, 근관치료가 진행된 치아이기 때문에 크라운 & 루프로 공간을 유지한다.

83 치주인대는 연령이 증가할수록 치주인대 폭이 좁아진다.

84 상악견치 소구치가 가장 얇은 치밀골로 구성되어 있다.

85 치은퇴축에 대한 설명으로 치은퇴축으로 인해 지각과민증, 치근면우식, 치수변성 등이 나타난다.

86 만성박리성 치은염에 대한 설명이다. 내분비계 불균형, 만성적 자극과 감염, 호르몬 장애 등이 원인이 되어 발생되며 40세 이후 중년 여성에게서 흔히 관찰되는 특징이 있다.

87 연령 증가에 따라 부착치은의 폭경이 증가하면서 치은치조점막경계를 일정하게 유지한다.

88 치주낭표시자를 이용해 치주낭 깊이를 표시한 뒤 치은절제를 위해 periodontal knife를 사용한다.

89 ② 상악전치는 약간 순측경사를 이룬다.
③ 상악전치부가 하악전치를 1/3 이하 피개한다.
④ 하악구치부가 원심으로 갈수록 설측경사를 이룬다.
⑤ 상악견치의 첨두가 하악견치의 원심우각부와 접촉한다

90 상악견치의 덧니 → 저위순측전위

91 앵글의 부정교합 2급 2류 특징
- 상악전치의 후퇴와 정상적인 비호흡을 이루는 것
- 편측성인 것도 있음
- 상악중절치는 설측경사
- 상악측절치는 순측경사
- 전치부에 깊은 수직피개

92 슬롯은 호선을 위치시켜 치아를 이동시킨다

93 결찰시킨 결찰와이어의 말단을 치간에 밀어 넣을 때 터커를 사용한다.

94 트윈블록에 대한 설명이다.

95 치아와 유사한 열팽창계수를 갖는 재료에는 글래스아이오노머시멘트, 치과용 세라믹이 있다.

96 피로(fatigue)는 재료가 파괴되는 파괴 하중 이하의 작은 하중을 지속적 또는 반복해서 받아 어느 한순간에 파괴되는 현상이다.

97 지각과민 최소화 방법
- 적층법 수복
- 타액으로부터 철저한 격리
- 치수보호 베이스의 사용

98 최대정확도를 얻기 위해 인상채득 후 10분 이내 석고를 주입하여 크기안정성을 높인다.

99 석고의 경화시간 지연법
- 혼수비가 많아 묽은 혼합을 하는 경우
- 37°C 이상의 온도(100°C에서는 경화 안 됨)
- 지연제를 첨가하는 경우 → 2% 붕사(Borax), 다량의 NaCl, 아가·알지네이트, 체액·혈액·타액 등

100 폴리카복실레이시멘트(PCC)에 대한 설명이다.

치과위생사 실전동형 봉투모의고사 제3회 1교시 해설

01	02	03	04	05	06	07	08	09	10
⑤	②	⑤	⑤	③	②	③	⑤	③	②
11	12	13	14	15	16	17	18	19	20
③	⑤	④	④	④	⑤	③	④	⑤	③
21	22	23	24	25	26	27	28	29	30
①	②	②	③	④	②	②	②	①	⑤
31	32	33	34	35	36	37	38	39	40
④	①	④	①	④	①	⑤	①	⑤	④
41	42	43	44	45	46	47	48	49	50
⑤	④	③	①	③	③	④	①	②	④
51	52	53	54	55	56	57	58	59	60
⑤	③	④	④	③	②	④	①	②	⑤
61	62	63	64	65	66	67	68	69	70
③	②	③	②	③	③	⑤	④	①	⑤
71	72	73	74	75	76	77	78	79	80
⑤	③	④	④	①	②	③	⑤	②	⑤
81	82	83	84	85	86	87	88	89	90
②	①	④	⑤	③	⑤	⑤	④	②	⑤
91	92	93	94	95	96	97	98	99	100
⑤	②	①	⑤	③	⑤	⑤	①	①	④

01 보건복지부장관은 국가시험 등의 관리를 대통령령으로 정하는 바에 따라 「한국보건의료인국가시험원법」에 따른 한국보건의료인국가시험원에 맡길 수 있다(법 제9조 제2항).

02 면허 대여, 면허 대여받거나 면허 대여 알선, 의료기물 파괴 및 기관점거, 전자처방 및 의무기록 부정 탐지·누출·변조, 2개 이상의 의료기관 개설·운영 등을 한 경우 5년 이하의 징역이나 5천만원 이하의 벌금에 처한다(법 제87조의2 제2항).

03 진단용 방사선 발생장치를 설치·운영하려는 의료기관은 보건복지부령으로 정하는 바에 따라 시장·군수·구청장에게 신고하여야 하며, 보건복지부령으로 정하는 안전관리기준에 맞도록 설치·운영하여야 한다(법 제37조 제1항).

04 의료기관 개설자는 의료업을 폐업하거나 1개월 이상 휴업(입원환자가 있는 경우에는 1개월 미만의 휴업도 포함한다)하려면 보건복지부령으로 정하는 바에 따라 관할 시장·군수·구청장에게 신고하여야 한다(법 제40조 제1항).

05 의료기관의 개설자는 외국인환자 유치 국내광고, 평가 받지 않은 신의료기술 광고, 비급여 진료비용 할인·면제 광고 등은 하지 못한다(법 제56조 제2항).

06 이 법은 의료기사, 보건의료정보관리사 및 안경사의 자격·면허 등에 관하여 필요한 사항을 정함으로써 국민의 보건 및 의료 향상에 이바지함을 목적으로 한다(법 제1조).

07 수수료(법 제27조)
다음의 어느 하나에 해당하는 사람은 보건복지부령으로 정하는 바에 따라 수수료를 내야 한다.
- 의료기사 등의 면허를 받으려는 사람
- 면허증을 재발급받으려는 사람
- 국가시험에 응시하려는 사람

08 "보건의료정보관리사"란 의료 및 보건지도 등에 관한 기록 및 정보의 분류·확인·유지·관리를 주된 업무로 하는 사람을 말한다(법 제1조의2 제2호).

09 보건복지부장관은 의료기사 등이 제11조(실태 등의 신고)에 따른 신고를 하지 아니한 때에는 신고할 때까지 면허의 효력을 정지할 수 있다(법 제22조 제3항).

10 업무상 알게 된 비밀을 누설한 사람은 3년 이하의 징역 또는 3천만원 이하의 벌금에 처한다(법 제30조 제1항 제3호).

11 이 법은 보건소 등 지역보건의료기관의 설치·운영에 관한 사항과 보건의료 관련기관·단체와의 연계·협력을 통하여 지역보건의료기관의 기능을 효과적으로 수행하는 데 필요한 사항을 규정함으로써 지역보건의료정책을 효율적으로 추진하여 지역주민의 건강 증진에 이바지함을 목적으로 한다(법 제1조).

12 지역보건의료계획을 시행한 때에는 보건복지부장관은 특별자치시·특별자치도 또는 시·도의 지역보건의료계획의 시행결과를, 시·도지사는 시·군·구(특별자치시·특별자치도는 제외한다)의 지역보건의료계획의 시행 결과를 대통령령으로 정하는 바에 따라 각각 평가할 수 있다(법 제9조 제1항).

13 보건지소장(시행령 제14조)
- 보건지소에 보건지소장 1명을 두되, 지방의무직공무원 또는 임기제공무원을 보건지소장으로 임용한다.
- 보건지소장은 보건소장의 지휘·감독을 받아 보건지소의 업무를 관장하고 소속 직원을 지휘·감독하며, 보건진료소의 직원 및 업무에 대하여 지도·감독한다.

14 보건복지부장관과 시·도지사(특별자치시장·특별자치도지사를 포함한다)는 지역보건의료기관의 전문인력의 자질 향상을 위하여 필요한 교육훈련을 시행하여야 한다(법 제16조 제3항).

15 비용의 보조(법 제24조)
- 국가와 시·도는 지역보건의료기관의 설치와 운영에 필요한 비용 및 지역보건의료계획의 시행에 필요한 비용의 일부를 보조할 수 있다.
- 보조금을 지급하는 경우 설치비와 부대비에 있어서는 그 3분의 2 이내로 하고, 운영비 및 지역보건의료계획의 시행에 필요한 비용에 있어서는 그 2분의 1 이내로 한다.

16 ③·⑤ 질병관리청장은 보건복지부장관과 협의하여 국민의 구강건강상태와 구강건강의식 등 구강건강실태를 3년마다 조사하고 그 결과를 공표하여야 한다(법 제9조 제1항).
① 조사의 방법과 그 밖에 필요한 사항은 대통령령으로 정한다(법 제9조 제3항).
② 구강건강실태조사에 관하여 이 영에 규정된 것 외에 필요한 사항은 질병관리청장이 따로 정한다(시행령 제4조 제5항).
④ 구강건강상태조사 및 구강건강의식조사는 표본조사로 실시하되, 구강건강상태조사는 직접 구강검사를 통하여 실시하고, 구강건강의식조사는 면접설문조사를 통하여 실시한다(시행령 제4조 제4항).

17 "구강보건사업"이란 구강질환의 예방·진단, 구강건강에 관한 교육·관리 등을 함으로써 국민의 구강건강을 유지·증진시키는 사업을 말한다(법 제2조 제1호).

18 협회에 관하여 이 법에서 규정된 사항을 제외하고는 「민법」 중 사단법인에 관한 규정을 준용한다(법 제19조 제4항).
※ 참 고
- 재단법인 : 특정한 목적으로 가진 재산으로 이루어진 것 → 병원, 대학
- 사단법인 : 사람들로 이루어진, 법률에 의해 인격을 부여받은 단체 → 치과위생사 협회

19 특별자치시장·특별자치도지사 또는 시장·군수·구청장은 모자보건수첩을 발급받은 임산부와 영유아를 대상으로 구강보건교육과 구강검진을 실시하고, 그 결과를 모자보건수첩에 기록·관리하여야 한다(법 제16조 제1항).

20 시·도지사, 시장·군수·구청장 또는 한국수자원공사 사장이 유지하려는 수돗물불소농도는 0.8피피엠으로 하되, 그 허용범위는 최대 1.0피피엠, 최소 0.6피피엠으로 한다(시행규칙 제4조 제2항).

21 ② 유치열기 이공은 제1유구치 하방에 있다.
    ③ 성인의 이공은 제2소구치 하방, 하악각은 110~120°를 이룬다.
    ④ 혼합치열기에서 하악공은 교합평면의 연장선의 3mm 하방에 위치한다.
    ⑤ 노인의 이공은 골흡수로 인해 치조연 가까이 위치한다.

22 측두근의 기시는 하측두선, 측두와, 측두근막에서 정지는 근돌기와 하악지의 전연이다.

23 비구개신경은 절치공을 통과하여 상악전치부의 구개측 치은 및 점막에 분포한다.

24 이설골근은 이극에서 기시하여 설골체에서 정지하며, 설골을 내리고 올리고 개구운동에 작용한다.

25 ① 원판에는 혈관이 존재하지 않는다.
    ② 하악의 후퇴운동은 기능운동이다.
    ③ 활주운동에 악이복근을 사용하지 않는다
    ⑤ 하악의 전진에는 상관절강 속에서 이루어진다.

26 혀의 위치를 결정하는 외래설근의 종류는 이설근, 설골설근, 경돌설근, 소각설근이다.

27 ① 하치조동맥 : 하악공 – 하악후방치아
    ③ 전상치조동맥 : 치근첨공 – 상악전방치아
    ④ 대구개동맥 : 대구개공 – 구개선
    ⑤ 소구개동맥 : 소구개공 – 구개편도

28 만곡상징은 절단이나 교합면에서 볼 때 근심부가 풍융하고 원심부는 만곡도가 작고 완만한 것이 특징이며 하악중절치에서 가장 미약하다.

29 상악 제1소구치는 협설로 분지된 복근치이다.

30 상악중절치 순면 1/3 부위에 복와상선이 있다.

31 하악중절치는 근원심반부가 대칭적이다.

32 하악 제1소구치는 소구치 중 가장 작고 설측교두의 발육이 매우 미약하고 설면에 근심설면구가 있다.

33 **치관의 근원심폭**
    유전치 < 영구치 < 유구치

34 상악 제1대구치의 삼각융선은 3개, 변연융선은 2개, 치근은 3개이다.

35 결합조직은 상피에 비해 세포간격이 넓고 바탕질의 양이 많으며 혈관과 신경이 분포되어 있다.

36 교원섬유는 인체 대부분을 차지하고 피부, 연골, 뼈 기저막에 존재하는 결합조직의 섬유이다.

37 전상악돌기와 내측비돌기는 발생 5~6주에 일차구개를 형성한다.

38 횡선문은 하루에 형성하는 법랑질의 양을 나타내는 성장선이다.

39 • 법랑질 – 법랑기관
    • 상아질·치수 – 치아유두
    • 백악질·치조골 – 치아주머니

40 일차백악질은 백악세포가 관찰되지 않는다.

41 저작점막
- 점막하조직은 매우 얇은 층이거나 없다.
- 저작이나 발음하는 동안 견고한 기초가 필요한 부분에 존재한다.
- 수술 후 봉합이 필요 없다.
- 국소마취 시 불편감이 크고 확산이 어렵다.

42 복합치아종은 치배의 형성 이상에서 생기는 가장 흔한 치성종양이다. 방사선 사진상 불투과상을 띤다. 치아배열이 복잡하고, 정상치아 같지 않은 경우 복잡치아종으로 분류한다.

43 굴곡파절은 과도한 측방교합력이나 외상성 교합으로 인해 치경부에 발생한다. 쐐기 모양의 병소로 나타난다.

44 대표적인 구강 내 전암병소에는 백반증, 홍반증, 편평태선이 있다.

45 악성흑색종은 자외선이 주요 원인으로 피부 어느 곳에서나 생길 수 있다. 외과적으로 절제하여 치료하나 재발할 가능성이 있다.

46 함치성낭은 치관 형성이 끝난 후 치관 주위에 잔존하는 퇴축법랑상피에서 유래된다. 내강에 매복치치관을 함유하고 있으며, 10~30대 남성의 하악지치부에서 주로 나타난다.

47 만성증식성치수염은 노출된 치수에 만성 자극으로 인해서 증식되며 유년기에 치수조직 활성도가 높을 때 발생한다. 교합으로 인한 압흔이 나타난다.

48 터너치아(Turner's tooth)는 법랑질의 부분적 결손으로 화농성 치주염, 불소섭취, 선천매독으로 인해 나타난다. 한두 개 치아에만 한정되거나 단독 발생되며 상악중절치와 상하악소구치에서 발생 빈도가 높다. 법랑질이 황색부터 갈색으로 변색된다.

49 능동수송은 농도경사에 역행하여 나트륨과 칼륨이 이동하는 현상이다.

50 B-림프구의 수명은 불명확하고 체액성 면역에 관여하며, 항체 생성기능을 한다.

51 ① 하루 평균 분비량은 1~1.5L이다.
② 타액의 pH는 5.5~8.0으로 유지된다.
③ 타액 점성계수는 설하선이 가장 크다.
④ 신맛 자극은 타액 분비를 많아지게 한다.

52 담즙은 지방의 소화 촉진, 지용성 비타민(비타민 A, D, E, K)의 흡수 촉진, 담즙색소·호르몬·약물·독물 등의 배설작용을 한다.

53 온도감각의 냉각을 담당하는 크라우제소체는 전치부에서 구치부로 가면서 감소하고 상악은 경구개 전방부, 하악은 치간유두, 치은연에 가장 많이 분포한다.

54 칼시토닌은 혈액 내 칼슘농도를 저하시키고 골흡수를 억제하는 호르몬이다.

55 연하과정 중 2단계 인두단계는 불수의단계로 연하반사가 일어나며, 음식물이 인두에서 후두개를 통과하여 식도에 도달한다. 연하성 무호흡이며, 후두개는 하방으로 회전된다.

56 진균은 진핵생물 중 하등생물에 속하며, 효모, 곰팡이, 버섯 등이 있다. 유성이나 무성생식으로 증식하며 광합성 능력이나 운동성이 없다.

57 세포벽은 그람양성균과 그람음성균을 구분하는 기준이다.

58 호중구, 단핵구, 대식세포는 용해소체(리소좀) 효소들의 작용과 활성산소의 독성을 이용하여 미생물을 죽인다.

59 문제는 이하선염에 대한 설명이며, 이하선염의 원인균은 *Paramyxovirus−mumps virus*이다.

60 *A. actinomycetemcomitans*는 외독소와 내독소를 모두 가지고 있으며 그람음성 혐기성 간균으로, 급진성 치주염의 원인균이다.

61 지역사회구강보건은 지역사회의 조직적인 공동노력으로 포괄구강보건진료를 전달하고 구강보건의식을 개발하여 구강건강을 증진·유지시키는 계속적인 과정으로 중대구강병을 예방하고 구강보건을 실천하도록 지원하는 것이 목적이다.

62 구강보건사업계획 수립 시 세분화되는 구강보건사업을 통합적인 과정으로 기획하여야 한다.

63 대화조사법(면접법)은 면접자가 응답자를 직접 대면해 대화하여 필요한 자료를 수집하는 조사방법이다. 시간과 경비가 소요되며 상당한 면접기술을 요구하지만 세부사항을 조사할 수 있으며 누구에게나 조사 가능하다.

64 2~6세 미만 유아의 구강건강을 증진시키기 위해서 '불소 복용 → 불소 도포 → 식습관 지도 → 가정 구강환경 관리 → 전문가 예방처치' 순으로 지도한다.

65 지역사회 구강보건사업의 과정
조사목적 설정 → 조사항목 선정 → 조사방법 선정 → 조사대상 결정 → 조사용지 작성 → 조사요원 훈련 → 조사계획 실행

66 해방 직후부터 1950년대 말인 구강보건태동기에 구강보건행정이 본격 시작되며, 조선치과위생연구소가 설치되고 일본식 치학에서 미국식 치학으로 전환되었다.

67 수돗물불소농도조정사업은 가장 효과적이고 경제적이며 공평하고 안전하다.

68 환경조건은 식음수불소이온농도, 기상조건, 토양조건, 천연자원, 산업자원, 지역사회 유형(도시, 농촌 등), 교통 및 통신시설, 공공시설 등으로 분류한다.

69 질병발생 양태 중 범발성은 질병이 수 개 국가나 전 세계에서 발병하는 것을 말한다. 대표적인 예로는 치아우식증, 감기, 치주병 등이 있다.

70 학생계속구강건강관리사업은 학교에서 1년을 주기로 학생의 구강건강을 계속적으로 관리하는 사업이다. 주된 내용은 구강검진, 치면세마, 우식병소 충전, 우식치아 발거 등이 있다.

71 초등학생의 상대적 중요도는 '불소도포 → 불소복용 → 가정 구강환경 관리 → 전문가 예방처치 → 식이조절' 순이다.

72 계속구강건강관리제도는 개인 및 집단의 구강건강을 일정한 주기에 따라 계속적으로 관리하여 구강보건을 실천하도록 지원하는 제도이다. 집단의 구강건강관리 순환주기는 12개월이다.

73 정책의 구성요소 중 발전방향은 정책목표를 달성하기 위한 방법이나 절차를 말한다.

74 상대구강보건진료필요는 전문가에 의해 조사되는 구강보건진료필요이다.

75 집단구강진료비조달제도는 진료를 받기 전 공동으로 추산된 진료비를 일정기간 주기적 적립하여 조달하는 제도이다.

76 사회보험과 사보험의 차이는 가입이 강제적인지 자발적인지로 나뉜다.

77 정책결정과정 시 비공식적 참여자 중 이익집단은 정당에 구강보건 의사를 반영시키기 위함이다.

78 자유방임형 구강보건진료제도는 정부가 구강진료의 생산과 분배 및 소비과정에 관여하지 않는다. 따라서 정부의 간섭이 최소화되면 소득분배별 편재화 현상이 나타날 수 있다.

79 공공부조는 국가 및 지방자치단체의 책임하에 생활유지력이 없거나 생활이 어려운 국민의 최저생활을 보장하고 자립을 지원하는 제도이다.

80 자기의사반영권(구강보건의사반영권)은 구강보건진료소비에 관한 자기의 의견을 정부가 구강보건진료생산자에게 반영시킬 수 있는 권리이다.

81 간접구강진료비 지불제도는 구강진료를 제3자를 경유하여 간접적으로 지불하는 것으로, '예산지불제도'라고도 한다.

82 구강보건행정과정의 단계
- 3단계 : 기획 → 조정 → 평가
- 6단계 : 기획 → 조직 → 인사 → 재정 → 지휘 → 평가
- 7단계 : 기획 → 조직 → 인사 → 지휘 → 조정 → 보고 → 예산
- 12단계 : 문제제기 → 문제조사 → 사업계획 → 법령조치 → 재정조치 → 운영계획 → 행정조치 → 의사전달 → 공보교육 → 사업추진 → 결과보고 → 사업평가

83 치석지수(CI) 3점은 치은연상치석이 치면의 2/3 이상 존재하거나, 다량의 치은연하치석이 연속성(환상)으로 존재한다.

84 유두변연부착 치은염지수(PMA index)는 상·하악 6전치에 각각 5개씩 있는 치간유두를 중심으로 15개의 치은으로 계산한다. 염증이 있을 시 1점, 염증이 없을 시 0점으로 처리하며 최고점은 30점이다.

85 우식영구치율(DT rate)은 치아우식증을 경험한 영구치 중에서 현재 잔존하는 우식치아의 비율을 구한다. 따라서 분모 자리에 우식경험 충전치+치료 가능한 우식치+우식경험 상실치를 모두 더하고, 분자 자리에는 치료 가능한 우식치를 넣고 100을 곱해 비율(%)을 구한다.

86 개인의 반점도는 구강에 두 개 이상 존재하는 최고도 반점치아로 판정한다.

87 보데커의 치면분류에 따르면 상악 제1대구치는 총 7면으로 근심, 원심, 협면, 교합면 2치면(근심, 원심), 구개면 2치면(구개소와, 구개면)으로 나뉜다.

88 집락추출법은 몇 개의 집단으로 구분하여 집단별로 임의추출하는 방법이다. 대표적인 예로는 국민구강실태조사가 있다.

89 우식치명률은 조사대상 집단의 전체 우식경험영구치 중 우식으로 인한 상실치아와 발거대상우식치아의 백분율을 나타내는 지표이다.

90 제1대구치 건강도는 4개의 제1대구치를 검사하는 방법으로 최고점은 40점, 최저점은 0점이다. 우식에 이환된 경우 치면에 따라 1점씩 감점하며, 충전되어있는 경우 치면에 따라 0.5점씩 감점된다.

91 교육과정은 교육목적, 교육내용, 교육경험, 내용과 경험의 통합적 구조를 포함하며, 교육목적을 달성하기 위한 학교와 교사의 계획하에 이루어지는 학습내용과 경험의 총체이다.

92 토의를 활용한 교육방법은 학습자 간에 정보나 의견을 나누면서 문제를 함께 연구하고 해결하는 과정이다.

93 교육목표의 분류 중 '지적영역-암기수준'은 기억력에 의존하여 배우는 지식수준이다.
예 유치의 종류를 알 수 있으며, 불소의 효과를 설명할 수 있다.

94 노인을 대상으로 교육 시 구취관리법, 의치관리법, 구강건조증관리법 등을 다룰 수 있다.

95 구강보건교육이 성립하기 위한 요소로 교육자, 교육대상자, 교육내용, 교육성과, 교육의 장소가 이루어져야 한다.

96 교수-학습계획의 원리
- 교육자는 창의성을 발휘하여야 한다.
- 교육목적에 타당해야 한다.
- 포괄성 있게 작성해야 한다.
- 역동성 있게 구성하여야 한다.

97 구강보건증진도평가는 구강보건을 증진시킨 정도를 평가한다.

98 교육방법 중 시범은 흥미, 동기유발을 일으키고, 적극적인 참여를 유도하며 시범을 직접보고 실행함으로써 학습이 빠르다. 다만, 추상적인 것은 다루기 어려우며 학생 수에 제한이 있어 비경제적인 부분이 단점으로 작용할 수 있다.

99 간식 섭취가 많은 청소년기는 다발성 우식증과 치은염, 치주병이 흔히 나타나는 시기이다. 부모와 교사의 관심 있는 지도가 필요하며 충분한 영양과 구강위생관리 실천이 필요하다.

100 심포지엄은 특정한 주제를 놓고 2명 이상의 사람이 각자의 의견을 발표하는 공개적인 토론이다. 사회자의 진행에 따라 발표자와 청중 사이에 질문이 오갈 수도 있다.

치과위생사 실전동형 봉투모의고사 제3회 2교시 해설

01	02	03	04	05	06	07	08	09	10
③	⑤	③	③	①	②	④	④	④	③
11	12	13	14	15	16	17	18	19	20
③	④	②	①	③	②	①	④	⑤	⑤
21	22	23	24	25	26	27	28	29	30
②	①	④	②	⑤	④	②	①	④	⑤
31	32	33	34	35	36	37	38	39	40
④	①	③	①	⑤	③	①	④	③	④
41	42	43	44	45	46	47	48	49	50
③	④	⑤	⑤	②	③	④	④	②	②
51	52	53	54	55	56	57	58	59	60
⑤	①	①	④	②	③	⑤	①	③	①
61	62	63	64	65	66	67	68	69	70
⑤	②	④	③	①	③	③	②	①	④
71	72	73	74	75	76	77	78	79	80
②	②	④	④	③	④	⑤	⑤	⑤	⑤
81	82	83	84	85	86	87	88	89	90
②	⑤	②	⑤	⑤	④	①	⑤	①	③
91	92	93	94	95	96	97	98	99	100
⑤	⑤	②	③	④	④	③	②	②	⑤

01 ① 전구병원성기 – 건강증진
② 조기병원성기 – 특수방호
④ 진정질환기 – 기능감퇴제한
⑤ 회복기 – 상실기능재활

02 바이폐홈 연구를 통해 증명한 우식성음식성상차이효과에 대한 예시이다.

03 ① 레반은 다수과당 결합체이다.
② 자당을 이용하여 치아를 ㅠㅗ탈회시킨다.
④ 뮤탄스 연쇄상구균이 세포 외 다당류를 형성한다.
⑤ 뮤탄은 난용성 물질로 세균이 치면에 붙어있게 한다.

04 ① 환경요인 – 치면세균막
② 병원체요인 – 세균
④ 병원체요인 – 침입력
⑤ 숙주요인 – 살균성 물질 생산력

05 물사출기에 대한 설명이다.

06 왁스가 없는 치실은 굵기가 가늘기 때문에 긴밀하게 접촉된 치간부위를 잘 통과한다.

07 스틸맨법은 광범위한 치주질환이 있을 때 염증을 완화시키고, 잇몸 전체 마사지 효과가 있으나 진동동작에 의해 치아표면 치면세균막지수가 높아질 가능성이 있는 칫솔질 방법이다.

08 오리어리지수는 전체 치아에 착색제를 도포하고, 치아를 4개면으로 나누어 착색된 부위를 계산하여 치면세균막 관리 정도를 파악한다.

09 불소바니쉬를 도포함으로써 시린 증상을 완화시킨다.

10 5%의 불화나트륨으로 불소바니쉬를 사용하고, 도포 시 0.3~0.6mL의 용량을 사용한다. 바니쉬에 타액이 접촉되면 경화되므로 치면 건조가 필요하다.

11 산성불화인산염은 용액이나 겔 형태로 사용되며, 향료나 색소 결합제의 첨가가 가능하다.

12 치아표면에 잔여물이 없어야 유지력이 증가한다.

13 ① 충전의 와동은 역삼각형이다.
③ 충전과 전색 모두 산부식 과정이 필요하다.
④ 충전은 우식이 있을 때 적용한다.
⑤ 전색은 잔나뭇가지처럼 외형을 형성한다.

14 치아우식유발지수는 전당량+점착도이다.

15 ① 치주병 예방에는 작용하지 않는다.
② 뮤탄스균의 산 생성을 억제한다.
④ 5탄당 당알코올계에 속하는 천연감미료이다.
⑤ 탈회는 억제되나 재광화가 촉진된다.

16 스나이더 검사 - BCG지시약

17 판정기준으로 5만 이하는 무활성이다.

18 구강환경관리능력 지수의 불량으로 칫솔질교습을 우선적으로 조치하여 관리하도록 한다.

19 치면세마의 목적은 구강질환을 유발하는 국소요인을 제거하고, 구강위생관리에 동기를 부여하며 구강 내 구취 제거, 치아의 심미 증진, 치면열구전색과 불소도포의 조건을 갖춘다.

20 치면세균막은 치아우식증, 치은염, 치주염의 초기원인이다. 가장 많이 침착되는 부위는 치간 부위, 하악, 거친 치면, 보철물이 있는 부위, 편측 저작 시 사용되지 않는 부위이다.

21 시진은 정확한 관찰을 위해 환자를 올바로 눕히고, 직접 또는 간접조명등에 의해 술자가 세밀한 관찰을 시행한다.

22 black stain은 깨끗한 구강 내에서 발생한다. 주로 여성, 어린이, 비흡연자에게 나타난다.

23 시클스케일러는 양쪽의 절단연을 사용하며, 적절한 작업각도는 70~80°이다.

24 초음파스케일링 시 물과 진동 tip이 만나 공기방울이 터지면 충격파가 방출된다. 이를 공동현상이라 하며, 공동현상을 통해 치아표면의 박테리아 파괴 및 치근표면의 내독소 제거가 가능하다.

25 상악 시술 시 환자자세는 Supine position으로 환자의 머리와 무릎이 같은 높이로 위치한다. 조명은 환자의 가슴 위에서 상악을 향하도록 조정한다.

26 베니어형 치석은 치석 제거나 치근활택술 후 가장 흔히 남는다.

27 ① Fx - Fracture
③ Att - Attrition
④ R.R - Root rest
⑤ Abr - Abrasion

28 임상적 부착 소실은 치주낭의 깊이와 치은퇴축을 포함한 총 길이의 합이다.

29 촉진법 중 쌍지두법(양지촉진)은 같은 손의 엄지와 검지를 사용하는 촉진법이다. 주로 입술이나 협점막, 치조점막을 촉진할 때 사용한다.

30 • after-five curette은 gracey curette보다 terminal shank가 3mm 더 길고 blade가 더 얇다. 깊은 치주낭에 주로 사용한다.
• after-five curette은 mini-five curette보다 blade 길이가 길다.

31 술자의 팔의 상박은 몸의 측면에서 20° 이내로 벌리며 머리와 목은 똑바로 세운 후 머리를 전방 20° 이상 굽히지 않도록 한다.

32 치근활택술의 금기증
- 치면세균막 관리가 되지 않는 환자
- 깊은 치주낭이나 골파괴가 심한 환자
- 심한 지각과민 환자
- 급성치주염 환자
- 치아동요가 심한 환자

33 환자의 머리를 발끝과 같은 높이로 위치시키는 것은 변형수평자세(modified supine position)이다.

34 손고정은 기구조작 시 손과 기구를 안정시키기 위해 꼭 한다. 기구의 조절이 용이하며, 술자의 피로도를 덜어주며 기구의 미끄럼 방지, 치은과 치아주위 조직의 상처를 방지한다. 주로 약지를 이용해 기구 사용 시 지렛대 역할을 한다.

35 painting method는 치아표면을 3등분해 치경부에서 절단면, 교합면 쪽으로 쓸어 올리듯이 문지르는 동작이다.

36 치석제거 시 해당 구치부에 맞는 그레이시 큐렛을 선정하기 위해서 해당 치아의 인접면에 기구를 적합해 보고 말단 연결부가 치아 장축과 평행한지를 확인한다.

37 치근활택술 후 주의사항으로는 뜨겁거나 찬 음식 또는 단단하거나 자극적 음식을 일정기간 피해야 하며, 과산화수소나 항세균제로 양치하도록 권장한다. 적절한 칫솔질과 치은마사지를 통한 치은 자극을 통해 회복을 촉진시킬 수 있다.

38 하악좌측구치부 협면의 치석제거 시 환자의 하악 교합면과 바닥이 평행하며, 시술자의 머리를 많이 내밀지 않도록 환자의 머리를 시술자 쪽으로 기울게 한다. 인접치 전방치아 교합면에 손고정하는 것이 좋다.

39 텅스텐 필라멘트는 열전자가 방출되어 전자구름이 형성되게 한다.

40 물리적 특징에 따라 방사선을 분류하면 입자방사선과 전자기방사선으로 구분한다.

41 술자의 방사선에 대한 방어는 최대허용선량을 지키고, 방어벽과 촬영자의 위치와 거리를 지키고, 필름배지를 착용한다.

42 부가여과기를 사용하여 불필요한 장파장의 광자를 흡수하거나 여과하는 작용을 한다.

43 관전압이 증가되면 X선 광자의 최대에너지와 양이 증가하며, 전자들의 속도를 조절하여 X선의 질을 결정한다.

44 선예도에 영향을 주는 요인
- 기하학적 흐림(반음영) 증가 시 선예도 감소
- 기하학적 흐림(반음영) 감소법
  - 초점 크기 작게
  - 필름-피사체 거리 짧게
  - 초점-피사체 거리 증가
- 환자의 움직임
- 상수용기에 의한 흐림
- 할로겐화은 크기가 작을수록 선예도는 증가, 감광도는 감소

45 상악견치부에서 관찰되는 구조물은 불투과성으로 상악동 전내벽, 투과상으로 상악동과 비와가 있다.

46 치조정은 치주질환에 의해 소실될 수 있고, 치아를 지지하는 역할을 한다.

47 ① 필름유지기구로 필름을 고정한다.
② 장조사통을 사용한다.
③ 조사통은 상악에서 하악 방향으로 조사한다.
⑤ 환자의 비익-이주선을 바닥과 평행하게 한다.

48 '피사체와 필름 간의 거리는 가능한 한 짧아야 한다'라는 원칙만 등각촬영법에 적용된다.

49 교익촬영은 인접면우식증검사, 치수강검사, 치아우식치수접근도검사 등에 활용된다.

50 V자 상의 원인은 고개를 너무 숙여서 나타난 문제이며, 전치부 축소는 교합제를 전방으로 물어서 나타나는 문제이다. 따라서 보상법은 고개를 올리고, 교합제의 홈을 물어 상층에 도달하게 한다.

51 무치악 환자의 방사선 촬영방법
- 치조능 흡수 심한 경우 등각촬영법 실시
- 유치악의 노출량 25% 감소
- 수평각은 문제가 되지 않으나 수직각은 증가하여 촬영

52 직각촬영법을 이용해 협설 위치관계를 파악한다.

53 간접디지털영상획득장치는 필름처럼 유연성을 지니고, 전선이 없어 촬영이 용이하다는 장점이 있다.

54 손가락이 중첩되거나 가철성 보철물을 제거하지 않고 촬영 시 중첩상이 나타난다.

55 상의 연장은 수직각이 부족해서 나타나므로 수직각을 증가시켜 촬영한다.

56 만성효과에 대한 설명이다.

57 경화성 골염은 치주인대강 확장과 사진상에 골소주가 증가되어 희게 관찰된다.

58 이공이 대표적으로 관찰되는 방사선 투과상 구조물이다.

59 골막기자(periosteal elevator)는 절개 후 골막을 거상하기 위해 사용한다.

60 게이지가 클수록 주사침이 얇다. 최대한 날카로운 주사침을 이용하여 마취제를 주입하는 것이 환자의 통증을 감소시킬 수 있다.

61 타액과 피는 삼키는 것이 좋고, 수술 부위에 48시간 동안 냉찜질하며, 지혈을 위해 약 2시간 동안 거즈를 물고 있고, 처방된 약은 모두 복용하는 것이 좋다.

62 진탕(concussion)은 치아가 충격만 받은 상태로 치아가 흔들리지 않고 건드리면 아픈 정도여서 경과 관찰할 정도를 말한다.

63 낭종조대술은 낭종이 크고 인접 해부학적 구조물에 손상이 예상되는 경우, 치아를 함유한 낭종에서 원인치아를 보존하여 맹출을 유도할 때 개창을 형성하여 낭종 내용물을 흡인하고 낭종내벽과 구강점막을 연결하는 술식이다.

64 정복 후 2~3일간 탄력붕대를 감고 온찜질을 하여 근육을 이완시키는 것이 좋다.

65 중심위(=과두안정위)는 하악이 상악에 대해 최후상방에 있고, 경첩운동을 할 수 있는 범위 내에서 좌우적으로 편위가 없는 하악의 위치를 말한다.

66 ① · ② · ④ · ⑤ 전부금속관의 단점에 해당한다.

67 링걸 플레이트(lingual plate)는 구강저나 설소대의 부착 부위가 높아서 링걸바(lingual bar)를 사용하기에 공간이 불충분한 경우 사용된다. 또한, 하악 전치의 동요도가 심한 경우에도 치아 안정화를 위해 사용한다.

68 견치유도교합은 자연치에 해당하며, 총의치 환자의 경우 양측성 평형교합이 가장 이상적인 교합관계이다.

69 케네디 Ⅰ급은 결손 부위가 잔존치아 후방에 양측성으로 존재할 때로 분류한다.

70 국소의치는 잠자기 전에 빼서 물이나 의치세정액 속에 보관하도록 하고, 뜨거운 곳 옆에는 두지 않도록 한다. 국소의치의 탈착은 무리하게 교합력을 이용하지 않아야 하며, 처음에 부드러운 음식 위주로 식사하며 적응해 나가는 것이 중요하다.

71 24시간 이후 연마가 가능한 것은 아말감수복이다.

72 격벽법은 상실된 와동의 외벽을 재현하여 보존수복을 돕고, 기구조작이 어려운 인접면 수복을 도와주며, 보존수복재가 치은 밑으로 밀려들어 가는 것을 방지한다.

73 직접치수복조술은 치수가 노출된 경우 직접 수산화칼슘을 노출 부위에 도포하는 방법으로, 치수 내 살균과 수복상아질 형성을 유도한다.

74 백악-상아경계부는 치근단공 내부에 있으며, 해부학적인 치근보다 0.5mm 짧다.

75 연령이 증가하면서 상아세관이 불규칙하게 좁아지거나 막히며, 근관의 끝이 근단에서 멀어진다(외부 백악질 침착의 이유). 또한, 치수각과 치수실이 감소하며 근관이 좁고 가늘어진다.

76 실활치 미백술의 적응증은 경미한 법랑질 변색, 불소증에 의한 변색, 연령 증가에 따른 노인의 치아 변색 등이 있다.

77 혼합치열기 후기에는 영구치의 맹출순서와 위치 이상, 소구치의 전위와 매복, 인접면 우식 등이 많이 나타난다.

78 ⑤ 법랑질형성부전증은 치아의 구조 이상이다.
① · ② · ③ · ④ 치아의 형태 이상이다.

79 체계적 탈감작법은 간단하고 무섭지 않은 술식부터 단계적으로 노출하여 아이의 협조를 구하는 방법이다.

80 간접치수복조술을 실시해야 하는 상황에서 수산화칼슘을 도포하고 ZOE, IRM, GI 시멘트 등으로 임시충전을 시행한다.

81 치수노출 없는 파절 시 레진수복, 파절편 재부착의 처치를 한다.

82 영구전치 탈락 시 복합레진 또는 인공치부착, 구개호선, 가철성 공간유지장치 등을 사용한다.

83 수평섬유군에 대한 설명이다.

84 **치은퇴축으로 인한 임상증상**
• 노출된 치근면 : 지각과민증유발, 치근면우식증, 치수변성
• 치간부 퇴축 : 치태, 음식물, 세균축척의 조건 제공

85 급성괴사성궤양성치은염에 대한 설명이다.

86 치주농양의 원인에는 깊은 치주낭과 치주낭에서의 배농로 폐쇄 등이 있다.

87 터널형성술은 협·설측 치근이개부를 외과적으로 관통시켜 구강위생을 용이하게 하는 술식이다.

88 절제한 뒤 치은을 박리하는 과정에서는 골막기자를 사용한다.

89 신경형 성장곡선으로 6~8세경 성인의 90%까지 성장한다.

90 입술빨기와 깨물기의 구강습벽 차단은 립 범퍼(lip bumper)를 사용한다.

91 기계력 중 탄성을 이용하는 장치는 스크류, 교정용 호선(wire), 코일스프링 등이 있다.

92 band contouring pliers의 용도는 밴드를 환자 치아의 풍융부 위에 맞추거나 변연을 치아와 밀착하도록 맞추기 위한 것이다.

93 치아포지셔너(tooth positioner)에 대한 설명이다.

94 영플라이어(Young's pliers)에 대한 설명이다.

95 재래형 복합레진은 필러크기가 커서 표면연마가 곤란하며 거칠고, 강도가 높아 응력을 많이 받는 구치부에 사용한다.

96 알지네이트의 강도를 유지하기 위해 경화시간 2~3분간 구강 내에 유지하여 최대강도에 도달할 때까지 기다렸다가 빠른 속도로 구강 내에서 치아장축에 평행하게 순간적으로 제거한다.

97 미세누출의 원인은 치아와 치과재료 간의 화학적 결합의 결여와 열팽창계수의 차이로 형성된다.

98 폴리설파이드는 유황으로 인한 불쾌한 냄새가 나며, 옷이 착색되고, 중합반응 시 열이 발생한다.

99 석고혼합 시 가장 바람직한 방법은 진공상태에서 자동 혼합기를 이용하여 강도를 증가시키는 것이다.

100 글래스아이오노머시멘트(GIC)에 대한 설명이다.

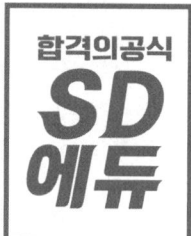

치과위생사 시험안내

시험일정

구 분		일 정	비 고
응시원서 접수	기 간	인터넷 접수 : 2022. 8. 30.(화) ~ 9. 6.(화) 다만, 외국대학 졸업자로 응시자격 확인서류를 제출하여야 하는 자는 접수기간 내에 반드시 국시원 별관(2층 고객지원센터)에 방문하여 서류확인 후 접수 가능함	• 응시수수료 : 135,000원 • 인터넷 접수시간 : 해당 시험직종 원서 접수 시작일 09:00부터 접수 마감일 18:00까지
	방 법	인터넷 접수 : 국시원 홈페이지 – [원서접수] 메뉴	
응시표 출력기간		시험장 공고 이후 별도일부터 출력 가능	• 실기 : 2022. 10. 12.(수) 이후 • 필기 : 2022. 11. 9.(수) 이후
시험시행	일 시	• 실기 : 2022. 11. 12.(토) ~ 13.(일) • 필기 : 2022. 12. 11.(일)	[응시자 준비물] 응시표, 신분증, 필기도구 지참 (컴퓨터용 흑색 수성사인펜은 지급함) ※ 식수(생수)는 제공하지 않습니다.
	방 법	국시원 홈페이지 – [시험안내] – [치과위생사] – [시험장소(필기/실기)] 메뉴	
최종 합격자 발표	일 시	• 실기 : 2022. 11. 29.(화) • 필기 : 2022. 12. 27.(화)	휴대전화번호가 기입된 경우에 한하여 SMS 통보
	방 법	국시원 홈페이지 [합격자조회] 메뉴	

※ 시험일정은 변경될 수 있으니 시행처에서 확인하시기 바랍니다.

시험과목

시험종별	시험과목수	문제수	배 점	총 점	문제형식
필 기	2	200	1점/1문제	200점	객관식 5지선다형
실 기	1	1	100점/1문제	100점	치석제거 및 탐지능력 측정

시험시간표

구 분	시험과목(문제수)	교시별 문제수	시험형식	입장시간	시험시간
1교시	1. 의료관계법규(20) 2. 치위생학 1(80) (기초치위생, 치위생관리)	100	객관식	~08:30	09:00 ~ 10:25 (85분)
2교시	1. 치위생학 2(100) (임상치위생)	100	객관식	~10:45	10:55 ~ 12:20 (85분)

SD에듀에서 준비한
간호조무사 100% 합격 비법

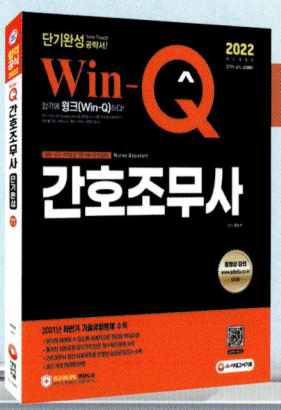

Win-Q 간호조무사 단기완성

간호조무사를 향한 첫 발걸음! 시험에 출제될 핵심이론과 필수문제로 똑똑하게 준비하자!

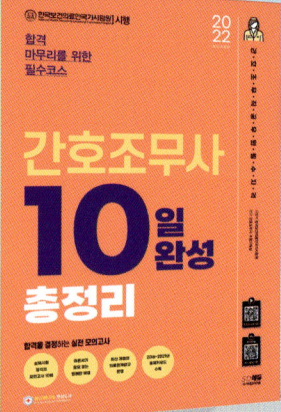

간호조무사 10일 완성 총정리

시험 직전에 풀어보는 실전 모의고사 10회분 수록!

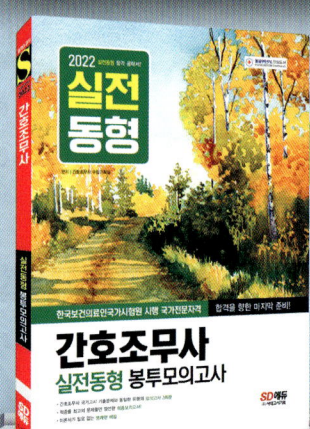

간호조무사 실전동형 봉투모의고사

100% 시험장의 느낌 그대로, 합격을 향한 마지막 준비!

※ 도서의 이미지는 변경될 수 있습니다.

SD에듀에서 준비한 요양보호사 100% 합격 비법

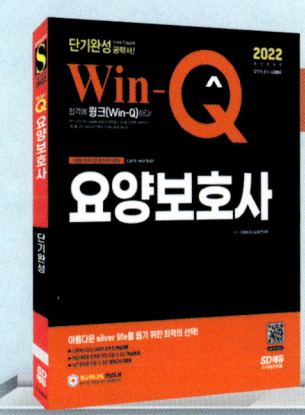

Win-Q 요양보호사 단기완성

요양보호사를 향한 첫 발걸음! 시험에 출제될 핵심이론과 필수문제로 똑똑하게 준비하자!

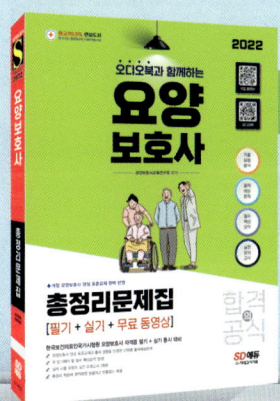

오디오북과 함께하는 요양보호사 총정리문제집

(필기+실기) 총정리문제집 + 무료 동영상
필기와 실기를 단 한 권으로! 한 방에 합격하자!

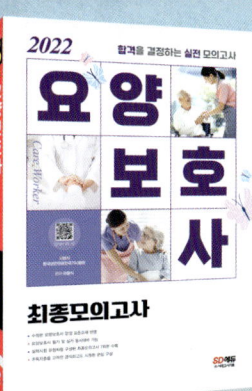

요양보호사 최종모의고사

큰 활자로 보기 좋아! 시험 직전에 풀어보는
실전 모의고사 7회분 수록!

※ 도서의 이미지는 변경될 수 있습니다.

나는 이렇게 합격했다

여러분의 힘든 노력이 기억될 수 있도록
당신의 합격 스토리를 들려주세요.

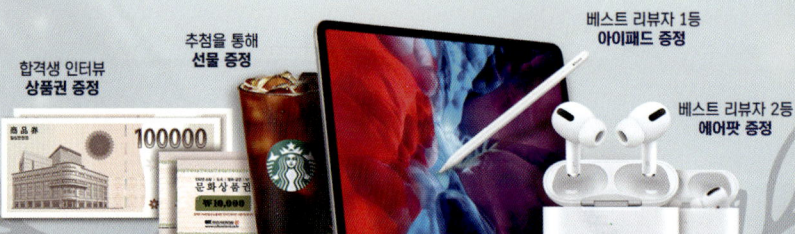

합격생 인터뷰
상품권 증정

추첨을 통해
선물 증정

베스트 리뷰자 1등
아이패드 증정

베스트 리뷰자 2등
에어팟 증정

SD에듀 합격생이 전하는 합격 노하우

"기초 없는 저도 합격했어요
여러분도 가능해요."
검정고시 합격생 이*주

"불안하시다고요?
시대에듀와 나 자신을 믿으세요."
소방직 합격생 이*화

"강의를 듣다 보니
자연스럽게 합격했어요."
사회복지직 합격생 곽*수

"선생님 감사합니다.
제 인생의 최고의 선생님입니다."
G-TELP 합격생 김*진

"시험에 꼭 필요한 것만 딱딱!
시대에듀 인강 추천합니다."
물류관리사 합격생 이*환

"시작과 끝은 시대에듀와 함께!
시대에듀를 선택한 건 최고의 선택"
경비지도사 합격생 박*익

합격을 **진심**으로 **축하드립니다!**

합격수기 작성 / 인터뷰 신청

QR코드 스캔하고 ▶ ▶ ▶
이벤트 참여하여 푸짐한 **경품받자!**

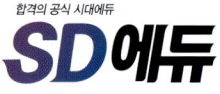

치과위생사 실전동형 봉투모의고사 제1회 1교시

각 문제에서 가장 적합한 답을 하나만 고르시오.

의료관계법규

01 「의료법」상 300병상을 초과하는 종합병원에 필수적으로 설치·운영해야 하는 진료과목으로 짝지어진 것은?

① 가정의학과·병리과·외과
② 안과·피부과·마취통증의학과
③ 영상의학과·내과·소아청소년과
④ 외과·정형외과·진단검사의학과
⑤ 치과·정신건강의학과·순환기내과

02 「의료법」상 전문병원으로 지정될 수 있는 의료기관에 대한 설명으로 옳지 않은 것은?

① 보건복지부장관이 지정하고, 지정받은 의료기관에 대한 평가주기는 3년이다.
② 특정 질환별·진료과목별 환자의 구성비율 등이 보건복지부령으로 정하는 기준에 해당해야 한다.
③ 보건복지부령으로 정하는 수 이상의 진료과목을 갖추고 각 진료과목마다 전속하는 전문의를 둬야 한다.
④ 중증질환에 대하여 난이도가 높은 의료행위를 전문적으로 하는 종합병원을 전문병원으로 지정할 수 있다.
⑤ 특정 진료과목이나 특정 질환 등에 대하여 난이도가 높은 의료행위를 하는 병원을 전문병원으로 지정할 수 있다.

03 「의료법」상 의료인이 태아나 임부를 진찰하거나 검사하면서 알게 된 태아의 성을 몇 주 이전에 알려서는 아니 되는가?

① 10주
② 15주
③ 22주
④ 32주
⑤ 42주

04 「의료법」상 진단서·검안서, 출생·사망 또는 사산 증명서, 처방전을 모두 교부할 수 있는 의료인은?

① 의사, 한의사
② 의사, 조산사
③ 한의사, 치과의사
④ 의사, 치과의사, 조산사
⑤ 의사, 치과의사, 한의사

05 「의료법」상 의료인의 결격사유로 옳지 않은 것은?

① 정신질환자
② 소아마비환자
③ 피성년후견인·피한정후견인
④ 마약·대마·향정신성의약품 중독자
⑤ 지역보건법을 위반하고 금고 이상의 형을 선고받고 그 형의 집행이 종료되지 아니한 자

1교시

짝수형

치과위생사 실전동형
봉투모의고사 제1회

| 응시번호 | | 성 명 | |

본 시험은 각 문제에서 가장 적합한 답 하나만 선택하는 최선답형 시험입니다.

〈 유의사항 〉

○ 문제지 표지 상단에 인쇄된 문제 유형과 본인의 응시번호 끝자리가 일치하는지를 확인하고 답안카드에 문제 유형을 정확히 표기합니다.
  • 응시번호 끝자리 홀수 : 홀수형 문제지
  • 응시번호 끝자리 짝수 : 짝수형 문제지
○ 종료 타종 후에도 답안을 계속 기재하거나 답안카드의 제출을 거부하는 경우 해당 교시의 점수는 0점 처리됩니다.
○ 응시자는 시험 종료 후 문제지를 가지고 퇴실할 수 있습니다.

06 「의료기사 등에 관한 법률」상 의료기사 등의 국가시험 응시자격 제한 사유로 옳은 것은?
① AIDS 환자
② B형간염 보균자
③ 이전에 정신질환 병력이 있었던 자
④ 부정한 방법으로 응시하여 시험이 정지된 후 2년이 지난 자
⑤ 시험 중 시험문제 내용과 관련된 물건을 교환하는 행위를 한 자

07 「의료기사 등에 관한 법률」상 의료기사 등의 실태와 취업상황에 대한 신고 시기는?
① 의료기사 등의 취업 후 1년 이내에
② 최초로 면허를 받은 후부터 3년마다
③ 각 협회장이 필요에 의하여 공고할 때
④ 보건복지부장관의 지시나 명령이 있을 때
⑤ 보건복지부장관이 보건의료시책상 필요하다고 인정하여 공고하는 경우

08 「의료기사 등에 관한 법률」상 치과위생사의 업무 범위로 옳지 않은 것은?
① 임시 충전
② 부착물의 제거
③ 구외방사선 촬영
④ 임시부착물의 장착
⑤ 교정용 호선의 장착·제거

09 「의료기사 등에 관한 법률」상 보수교육의 면제에 관한 설명으로 옳은 것은?
① 면허취득 해당 연도는 면제 대상이다.
② 업무에 종사한 지 3개월 미만인 사람은 면제 대상이다.
③ 면제신청을 하지 않고 보수교육을 불이행 시 과태료 100만원이 부과된다.
④ 보수교육 유예사유가 발생한 연도에는 사유가 해소된 후에도 면제 대상이다.
⑤ 업무에 종사 뒤 실업급여를 3개월 수령한 뒤 업무에 복귀한 경우도 면제 대상이다.

10 「의료기사 등에 관한 법률」상 의료기사 등의 면허자격 정지의 요건으로 옳지 않은 것은?
① 면허증을 대여한 경우
② 품위를 현저히 손상시키는 행위
③ 검사결과를 사실과 다르게 판시하는 행위
④ 의료기사 등의 업무 범위를 벗어나는 행위
⑤ 윤리적으로 허용되지 아니하는 방법으로 업무를 하는 행위

11 「지역보건법」상 보건소의 기능 및 업무로 옳지 않은 것은?
① 모성과 영유아의 건강유지·증진
② 건강 친화적인 지역사회 여건의 조성
③ 보건의료인 등에 대한 지도·관리·육성
④ 지역보건의료정책의 기획, 조사·연구 및 평가
⑤ 지방행정기관 간의 보건의료 관련 업무의 종합·조정

12 「지역보건법」상 보건지소장의 임용 기준에 가장 적합한 경우는?

① 의료기사의 면허를 가진 자
② 행정직공무원 또는 보건직공무원
③ 지방의무직공무원 또는 임기제공무원
④ 지역보건위원회의 협의에 따라 결정된 자
⑤ 3년 이상 근무한 경력이 있는 보건의무직군의 공무원

13 「지역보건법」상 전문인력 등의 배치 및 운영실태 조사는 누가, 몇 년마다 실시하는가?

① 시·도지사, 1년
② 시·도지사, 2년
③ 보건복지부장관, 1년
④ 보건복지부장관, 2년
⑤ 시장·군수·구청장, 2년

14 「지역보건법」상 지역보건의료기관의 전문인력의 자질 향상을 위하여 필요한 기본 혹은 전문교육훈련을 시행하여야 하는 사람은?

① 보건소장
② 질병관리청장
③ 행정안전부장관
④ 보건복지부장관
⑤ 시장·군수·구청장

15 「지역보건법」상 지역보건의료기관의 비용의 보조에 관한 사항이다. ( ) 안에 들어갈 단어들을 순서대로 알맞게 연결한 것은?

> 보조금을 지급하는 경우 설치비와 부대비에 있어서는 그 ( ) 이내로 하고, 운영비 및 지역보건의료계획의 시행에 필요한 비용에 있어서는 그 ( ) 이내로 한다.

① 3분의 2, 3분의 2
② 3분의 2, 2분의 1
③ 4분의 1, 3분의 2
④ 3분의 2, 4분의 1
⑤ 3분의 1, 2분의 1

16 「구강보건법」상 사업장 구강보건교육 내용에 포함할 내용으로 옳은 것은?

① 직업성 치과질환의 합병증
② 치과의료기관 정기검진 주기
③ 올바른 구강보조용품 사용법
④ 직업성 치과질환의 예방 및 관리
⑤ 임플란트 및 스케일링의 건강보험 혜택

17 「구강보건법」상 국민구간건강실태조사에서 구강건강의식조사에 포함되지 않는 내용은?

① 구강보건에 대한 지식
② 구강보건에 대한 태도
③ 구강보건에 대한 전망
④ 구강보건에 대한 행동
⑤ 그 밖에 구강보건의식에 관한 사항

18 「구강보건법」상 대한구강보건협회가 수행하는 업무로 옳은 것은?

① 치과의사 지도·감독
② 국민구강건강실태조사사업
③ 치과위생사의 업무범위 확정
④ 보건소의 구강보건사업 지도·감독
⑤ 구강건강에 대한 교육 및 홍보에 관한 사항

19 「구강보건법」상 수돗물불소농도조정사업에 적합한 불소제제의 농도로 옳은 것은?

① 0.1ppm
② 0.5ppm
③ 0.8ppm
④ 1.5ppm
⑤ 4.5ppm

20 「구강보건법」상 모자보건수첩의 기재사항으로 옳은 것은?

① 영유아의 신장 및 체중 발달에 관한 사항
② 임산부의 임신 중 전신건강관리에 관한 사항
③ 임산부 및 영유아의 불소이용실태에 대한 사항
④ 임산부 및 영유아의 전신건강관리에 필요한 사항
⑤ 임산부 또는 영유아의 정기 구강검진에 관한 사항

치위생학 1

21 상악골 비강면에서 관찰되는 구조물은?

① 견치와
② 안와하공
③ 권골하능
④ 안와하구
⑤ 횡구개봉합

22 하악신경이 통과되는 구조물은?

① 구개골 – 극공
② 접형골 – 난원공
③ 상악골 – 안와하공
④ 하악골 – 이공
⑤ 측두골 – 경유돌공

23 접번운동 중 폐구운동에 관여하는 근육은?

① 교근
② 악이복근
③ 이설골근
④ 후측두근
⑤ 외측익돌근

24 순수 장액성 타액이 분비되고, 크기는 가장 크지만 타액 분비는 25% 정도인 타액선의 개구부위는?

① 설하소구
② 설하주름
③ 구개소와
④ 협측점막
⑤ 이하선유두

25 하악신경의 가지 중 운동을 담당하는 것은?

① 이신경
② 절치신경
③ 교근신경
④ 안와하신경
⑤ 대추체신경

26 악동맥의 가지 중 익구개부에 해당하는 동맥은?

① 협동맥
② 교근동맥
③ 익돌근지
④ 안와하동맥
⑤ 심측두동맥

27 경정맥공을 통과하고 이하선을 자극하며 혀의 미각을 담당하는 신경은?

① 미주신경
② 안면신경
③ 설인신경
④ 고삭신경
⑤ 대추체신경

28 치관의 돌출부위에 대한 설명으로 옳은 것은?

① 극돌기는 구치부 교합면에서 관찰 가능하다.
② 횡주융선은 하악 제2유구치에서도 볼 수 있다.
③ 삼각융선은 교두정에서 근원심, 협설로 주행한다.
④ 설면결절은 견치설면에서 첨두를 향해 형성된다.
⑤ 제5교두는 상악 제1소구치에 나타나는 이상결절이다.

29 치근이 근심과 원심으로 분지되어있는 치아는?

① 상악 제1소구치
② 상악 제2소구치
③ 하악 제1소구치
④ 하악 제2소구치
⑤ 하악 제1대구치

30 상악측절치에 대한 설명으로 옳은 것은?
① 치아의 발육과 형태변화가 가장 많은 치아이다.
② 근원심경과 순설경의 차이가 매우 큰 치아이다.
③ 근심면의 접촉 부위는 절단 1/3 부위이다.
④ 치관과 치근의 길이비율이 1 : 1이다.
⑤ 순면의 크기보다 설면의 크기가 더 크다.

31 견치에 대한 설명으로 옳은 것은?
① 상악견치 근심연은 원심연보다 짧다.
② 상악견치의 첨두가 근심에 위치한다.
③ 상악견치의 만곡상징의 발달이 미약하다.
④ 하악견치는 구강 내에서 치근이 가장 길다.
⑤ 하악견치의 설면결절이 발육이 상악보다 더 발달되어 있다.

32 하악 제1대구치 교합면의 특징으로 옳은 것은?
① 근심설측교두가 가장 크다.
② 협설경이 근원심경보다 더 넓다.
③ 변연융선 2개, 삼각융선은 4개이다.
④ 원심교두에도 삼각융선이 존재한다.
⑤ 연합융선으로 사주융선이 나타난다.

33 상악 제1소구치의 특징으로 옳은 것은?
① 치아상징 모두 반대이다.
② 근원심분지인 복근치이다.
③ 중심구는 약간 협측에 위치한다.
④ 협측교두정이 약간 원심에 위치한다.
⑤ 협측과 설측의 교두크기 비율은 1 : 1이다.

34 유치와 영구치의 차이점으로 옳은 것은?
① 유치의 법랑질이 더 두껍다.
② 유치의 색은 황백색을 띤다.
③ 유치의 수실각은 영구치에 비해 낮다.
④ 영구치의 협면치경융선이 더 발달되어 있다.
⑤ 유구치의 치근이 치경선 가까이에서 분지된다.

35 구순열 발생주차와 융합부전의 연결로 옳은 것은?
① 4주 – 전상악돌기와 비중격
② 4주 – 상악돌기와 내측비돌기
③ 5주 – 좌우구개돌기와 비중격
④ 5주 – 전상악돌기와 내측비돌기
⑤ 6주 – 상악돌기와 비중격

36 다음이 설명하는 구조물은?

- 법랑질에서 유기질 비율이 높다.
- 상아법랑경계부터 교합면까지 수직적 층판이다.
- 우식침범의 원인이 될 수 있다.

① 법랑총
② 횡선문
③ 법랑방추
④ 법랑엽판
⑤ 슈레거띠

37 종상기에 대한 설명으로 옳은 것은?

① 치아주머니는 치수로 분화한다.
② 성상세망층은 석회화에 도움을 준다.
③ 외법랑상피는 법랑기관의 방어벽 역할이다.
④ 내법랑상피는 법랑바탕질 생성에 도움을 준다.
⑤ 중간층은 상아질 최초로 조직학적으로 분화한다.

38 치근 형성 후에 형성되는 것은?

① 일차상아질
② 이차상아질
③ 삼차상아질
④ 투명상아질
⑤ 관주상아질

39 치수 표층구조로 옳은 것은?

① 세포결핍층 – 세포밀집층 – 상아모세포층 – 치수중심
② 세포결핍층 – 상아모세포층 – 세포밀집층 – 치수중심
③ 세포밀집층 – 상아모세포층 – 세포결핍층 – 치수중심
④ 상아모세포층 – 세포밀집층 – 세포결핍층 – 치수중심
⑤ 상아모세포층 – 세포결핍층 – 세포밀집층 – 치수중심

40 백악질에 대한 설명으로 옳은 것은?

① 백악질에는 혈관은 없지만 신경은 존재한다.
② 일차백악질은 형성속도가 매우 빠르다.
③ 일차백악질에는 백악세포가 존재하지 않는다.
④ 이차백악질은 치경 1/3 부위에 침착한다.
⑤ 이차백악질은 시간이 지남에 따라 두께가 두꺼워질 수 있다.

41 다음이 설명하는 상피는?

- 점막하조직은 매우 얇은 층이거나 없다.
- 경구개와 부착치은에 분포한다.
- 바닥층, 가시층, 과립층, 각질층과 같은 뚜렷한 4개의 층이 존재한다.

① 각질 단층편평상피
② 착각질 단층입방상피
③ 비각질 중층편평상피
④ 착각질 중층편평상피
⑤ 진성각질 중층편평상피

42 구강점막에서 재발성 아프타궤양과 생식기궤양, 눈의 홍채염과 피부홍반이 동반으로 나타나는 자가면역질환은?

① 편평태선
② 홍반루프스
③ 보통물집증
④ 베체트증후군
⑤ 쇼그렌증후군

43 선천성 매독 환자의 대표적인 구강증상은?

① 미 란
② 물집(수포)
③ 구강궤양
④ 법랑질저형성증
⑤ 법랑질형성부전

44 급성염증의 특징으로 옳은 것은?

① 호중구가 활발해진다.
② 세포 증식이 일어난다.
③ 증상이 뚜렷하지 않다.
④ 혈관의 투과성이 감소한다.
⑤ 림프구의 침윤이 많아진다.

45 비상피성으로 섬유모세포와 교원섬유가 증식한 형태를 보이는 양성종양은?

① 선 종
② 골 종
③ 섬유종
④ 복합치아종
⑤ 법랑모세포종

46 경계가 뚜렷하고 낭종 간 내에 매복치의 치관을 함유한 낭은?

① 함치성낭
② 치근단낭
③ 치성각화낭
④ 측방치주낭
⑤ 잔류치근단낭

47 다음의 특징이 나타나는 질환은?

- 자발통이 없다.
- 온자극보다 냉자극에 민감하다.
- 자극을 제거하면 치수가 비염증 상태로 회복될 수 있다.

① 치수충열
② 급성치수염
③ 만성치수염
④ 비가역성치수염
⑤ 만성궤양성치수염

48 총생과 외부의 압력으로 인해 2개의 치배가 하나의 치관을 형성하는 것은?

① 쌍생치
② 융합치
③ 과잉치
④ 유착치
⑤ 왜소치

49 세포의 에너지원 ATP를 생성하고 세포 내 호흡장소인 구조는?

① 핵 막
② 리보솜
③ 골지체
④ 용해소체
⑤ 미토콘드리아

50 신장에서 이루어지는 배뇨과정에서 분비되는 것은?

① 물
② 포도당
③ 아미노산
④ 암모니아
⑤ 무기염류

51 다음이 설명하는 것은?

- 타액의 pH를 5.5~8.0으로 유지시켜준다.
- 타액 내 존재하는 물질이다.
- 타액의 완충작용에 가장 큰 역할을 한다.

① Ig A
② 뮤 신
③ 용해소체
④ 탄산수소염
⑤ 아밀라아제

52 혈중 칼슘농도를 상승시키고, 골흡수를 촉진시키는 호르몬의 기능이 저하되었을 때 나타나는 질환은?

① 크레틴병
② 그레이브스병
③ 유치의 맹출 지연
④ 유치의 조기 탈락
⑤ 치아의 형성 부전

53 다음의 기능을 하는 조직은?

- 교합압을 흡수하여 음식물의 이동을 원활하게 한다.
- 음식물이 치아 사이에 편입하는 것을 방지한다.
- 음식물의 성상을 감지한다.

① 치 수
② 치 은
③ 치조골
④ 백악질
⑤ 치주인대

54 연하운동에 대한 설명으로 옳은 것은?

① 연하 중에 호흡은 계속해서 유지된다.
② 의식적으로 조절 가능한 단계는 두 군데이다.
③ 음식물은 구강을 지나 바로 식도에 도달한다.
④ 인두단계에서 설골과 후두는 전상방으로 이동한다.
⑤ 음식물이 기도로 들어가는 것을 방지하는 것은 연구개이다.

55 설근부에 물체를 접촉하거나 물방울을 떨어뜨렸을 때 하악이 거상되는 저작반사는?

① 개구반사
② 하악반사
③ 저작근반사
④ 폐구반사
⑤ 탈부하반사

56 다음의 특성이 있는 미생물은?

- 세포소기관이 존재하지 않는다.
- 간단한 화학구조이다.
- 살아있는 세포 내에서 증식 가능하다.

① *Coxsackie virus*
② *Candida albicans*
③ *Treponema pallidum*
④ *Actinomyces israelii*
⑤ *Mycobacterium tuberculosis*

57 미생물이 생존에 불리한 환경에서 생성해내는 임시주머니는?

① 편 모
② 섬 모
③ 아 포
④ 내독소
⑤ LPS(지질다당류)

58 다음이 설명하는 것은?

- 세포를 매개로 하여 일어나는 반응이다.
- 항원전달세포가 보여주는 단백항원만 인식한다.
- 흉선에서 성숙한다.

① 호중구
② 인터페론
③ 대식세포
④ B림프구
⑤ T림프구

59 감염 후 신경절에 잠복하고 피부와 점막에 수포성 병변을 유발하며 발열을 일으키는 원인 미생물은?

① *Paramyxovirus*
② *Coxsackievirus*
③ *Human herpes virus*
④ *Treponema pallidum*
⑤ *Human immunodeficiency virus*

60 다음이 설명하는 미생물은?

- 외독소와 내독소 모두 가진다.
- 호이산화탄소성 그람음성 혐기성 간균이다.
- 급진성 치주염과 파괴적인 치주질환의 원인이다.

① *Actinomyces naeslundii*
② *Streptococcus mutans*
③ *Lactobacillus acidophilus*
④ *Porphyromonas gingivalis*
⑤ *A. actinomycetemcomitans*

61 지역사회구강보건 활동과정 중 지역사회의 실태조사를 한 후 실시하는 것은?
① 실태분석
② 사업기획
③ 사업수행
④ 재정조치
⑤ 사업평가

62 하향식 구강보건진료제도의 내용으로 옳은 것은?
① 정부와의 의사소통이 원활하다.
② 기술이 미흡한 곳에서 시행한다.
③ 주민의 구강보건의사가 최대한 반영된다.
④ 지역사회 구강보건지도력이 활발히 향상된다.
⑤ 지역사회 구강보건지도자와 공중구강보건전문가가 함께 수립해 나간다.

63 3세 아동의 치아우식예방법에서 상대중요도가 가장 높은 것은?
① 식이조절이 중요하다.
② 적절한 불소복용을 한다.
③ 주기적인 불소도포를 한다.
④ 치면세균막 관리가 중요하다.
⑤ 전문가 예방처치가 우선시된다.

64 특정 지역사회에서 발생빈도가 높고 심각한 기능장애로 치아상실의 원인이 되는 구강병은?
① 특정구강병
② 유행구강병
③ 중증구강병
④ 중대구강병
⑤ 악성구강병

65 지역사회구강보건실태조사 시 환경조건에 해당하는 내용은?
① 문화 및 관습
② 주민구강보건의식
③ 구강보건진료제도
④ 식음수불소이온농도
⑤ 지역주민의 경제수준 및 직업상태

66 1994년 노동부가 지정한 산 취급 근로자에서 발생하는 직업성 치아부식증을 유발하는 물질에 해당하는 것은?
① 황산, 불화수소
② 질산, 불화염소산
③ 질화수소산, 불화수소
④ 염화수소산, 질화수소산
⑤ 염화수소산, 불화나트륨

67 조사시간과 경비가 절약되며, 적은 노력으로도 조사할 수 있는 구강보건실태 조사방법으로 가장 옳은 것은?

① 면접법
② 설문지법
③ 관찰조사법
④ 열람조사법
⑤ 사례분석조사법

68 우리나라 보건소에 치과위생사가 최초로 배치된 시기는?

① 전통구강보건기
② 구강보건여명기
③ 구강보건태동기
④ 구강보건발생기
⑤ 구강보건성장기

69 계속구강건강관리제도의 내용 중 옳지 않은 것은?

① 1인당 충전치율이 높다.
② 의치보철 필요가 감소한다.
③ 구강진료 수혜자가 증가한다.
④ 1인당 구강건강 진료시간이 단축된다.
⑤ 1인당 구강건강 관리비용이 감소된다.

70 수돗물 불화 시 사용되는 불화물의 종류는?

① 불화규산
② 불화칼슘나트륨
③ 불화수소나트륨
④ 불화암모니아수소
⑤ 불화칼슘암모니아

71 수돗물불소농도조정사업을 시행하고 있지 않은 지역의 학교에서 학생들에게 학업에 지장을 주지 않고 실천하기 쉬운 사업은?

① 불소겔도포사업
② 불소이온도포사업
③ 불소용액양치사업
④ 불소보충복용사업
⑤ 학교급수불소농도조정사업

72 질병발생양태 중 특정 지역사회에서 반점치가 많이 발생하는 것은 어떠한 것에 속하는가?

① 범발성
② 지방성
③ 유행성
④ 산발성
⑤ 전염성

73 계속구강건강관리과정에 일정한 주기에 따라서 계속적으로 전달하는 구강보건진료는?
① 응 급
② 유 지
③ 기 초
④ 증 진
⑤ 전 문

74 다음 내용에서 알 수 있는 잠재구강보건진료수요는?

> • 구강검사 결과 : 우식치 2개, 상실치 1개, 과도한 치석
> • 환자가 인정한 내용 : 상실치 1개, 과도한 치석
> • 실제 소비 진료 : 과도한 치석

① 상실치 1개
② 과도한 치석
③ 우식치 2개, 상실치 1개
④ 상실치 1개, 과도한 치석
⑤ 우식치 2개, 상실치 1개, 과도한 치석

75 현재 우리나라에서 만 12세 이하 어린이라면 받을 수 있는 치과건강보험 급여항목은?
① 치열교정
② 인레이수복
③ SS크라운수복
④ 불소바니쉬도포
⑤ 광중합형 레진수복

76 환자가 병원에 내원하여 지르코니아 크라운 가격을 물어본다. 이때 환자가 요구할 수 있는 권리는?
① 개인비밀보장권
② 피해보상청구권
③ 구강보건의사반영권
④ 구강보건진료정보입수권
⑤ 안전구강보건진료소비권

77 구강보건인력 중 진료부담 구강보건보조인력은?
① 치과의사
② 치과위생사
③ 치과기공사
④ 물리치료사
⑤ 진료실 청소인력

78 공공부조의 특징으로 옳은 것은?
① 재정자금으로 보호하여 준다.
② 제도가입은 강제로 이루어진다.
③ 장제에 관련한 것은 지급하지 않는다.
④ 생활보호는 최대한의 수준에 지원한다.
⑤ 수급권자에 해당하지 않아도 시·도지사가 정하는 자는 지원을 받을 수 있다.

79 행정의 책임감을 명백히 하기 위한 가장 객관적이고 보편적인 기준이 되는 구강보건행정의 요소는?

① 구강보건조직
② 구강보건지식
③ 구강보건법령
④ 공중의 지지참여
⑤ 구강보건시설 및 장비

80 구강보건정책결정에 비공식 참여자가 영향을 미치는 방법은?

① 일반국민의 경우 시민운동에 참여한다.
② 이익집단은 정권진출을 통해 의견을 낸다.
③ 대중매체는 주관적인 아이디어를 보도한다.
④ 행정기관은 공공문제에 대해 시민들에게 알린다.
⑤ 전문가집단은 아이디어를 의논해 대중매체를 통해 알린다.

81 구강진료비조달제도 중 구강진료비와 유효구강진료수요는 역비례 현상이 나타나며, 모든 국민이 필요할 때 필요한 구강진료를 소비할 수 없는 것은?

① 특 정
② 집 단
③ 정 부
④ 각 자
⑤ 후 불

82 치과병원에서 각 과별로 원장님 1명당 치과위생사 3명을 배치했다. 이에 해당하는 조직의 원리는?

① 분업의 원리
② 조정의 원리
③ 계층제의 원리
④ 통솔범위의 원리
⑤ 명령통일의 원리

83 시대고등학교 학생들의 구강건강 실태 파악을 위해 각 학년별로 분류한 후 무작위로 100명씩 선정하여 전수조사를 실시하였다. 해당하는 표본추출방법은?

① 다단추출
② 층화추출
③ 집락추출
④ 계통추출
⑤ 단순무작위추출

84 구강건강실태조사 과정 중 유치검사에 포함되지 않는 것은?

① 건전치아
② 우식치아
③ 우식경험상실치아
④ 발거대상우식치아
⑤ 우식비경험처치치아

85 우식비경험처치치아에 해당하는 것은?

① 인공매식치아
② 임시충전된 치아
③ 가공의치의 가공치
④ 교정브라켓부착치아
⑤ 우식으로 인해 치수가 노출된 치아

86 OHI 구강검사 결과 상악 좌측 제1대구치 협면에 치경부 1/3 이내 치은연상 치석과 치면착색이 존재하고, 설면에 소량의 치은연하치석이 점상으로 존재했다. 이 치아의 치석지수(CI)는?

① 0점
② 1점
③ 2점
④ 3점
⑤ 4점

87 다음 지표를 보고 우식경험영구치율(DMFT rate)을 구하시오.

- 피검자수 : 100명
- 피검치아수 : 350개
- 충전치아 : 10개
- 우식치아 : 20개
- 우식경험발거치아 : 30개
- 발거대상우식치아 : 10개

① 10%
② 20%
③ 30%
④ 45%
⑤ 50%

88 A 학생의 구강검진 결과이다. 이때 A 학생의 제1대구치 우식경험률은?

- 상악 우측 제1대구치 교합면우식
- 상악 좌측 제1대구치 발거
- 하악 우측 제1대구치 상실
- 하악 좌측 제1대구치 교합면과 근심면 충전

① 45%
② 55%
③ 57%
④ 65.5%
⑤ 70.2%

89 반점치아 중 고도반점치아에 속하는 것은?

① 연한 갈색의 착색이 수반되는 치아
② 교모증상과 갈색의 착색이 보이기도 하는 치아
③ 약간의 투명도가 상실되고 작은 백반이 존재하는 치아
④ 불투명한 백반이 치아 전체면적 25% 이내에 산재하는 치아
⑤ 전체 치면에 반점이 존재하고 현저한 법랑질 형성부전 현상을 보이는 치아

90 다음은 치주조직 검사결과이다. 이 사람의 지역사회 치주요양 필요자 분류기준으로 옳은 것은?

1	0	2
4	3	2

① 치은절제필요자
② 치면세마필요자
③ 치주요양불필요자
④ 치면세균막관리필요자
⑤ 치주조직병치료필요자

91 다음에서 설명하는 생애주기 대상자는?

- 이성에 대한 호기심과 정서가 불안정하여 반항하는 시기
- 간식 섭취가 많아 다발성 우식증이 많이 발생하는 시기
- 외모에 신경을 많이 쓰는 시기이므로 부정교합 치료 및 치과치료 증가
- 치은염 등 치주병이 생기는 시기

① 유아기
② 아동기
③ 성인기
④ 노년기
⑤ 청소년기

92 동기화의 원리로 옳은 것은?

① 구체적인 유인과 상징적인 유인을 마련한다.
② 호기심을 활용하되 촉진은 지양하도록 한다.
③ 동기화를 위하여 구체적인 유인만 필요로 한다.
④ 학습결과는 학습자에게 알려주지 않는 것이 도움이 된다.
⑤ 학습과제는 학생의 학습수준보다 한 단계 높은 수준을 제공한다.

93 "학습자는 치주질환 과정을 설명할 수 있다."는 교육목표의 교육학적 분류 영역은?

① 정의적영역
② 정신운동영역
③ 지적영역-암기
④ 지적영역-판단
⑤ 지적영역-문제해결

94 다음의 교육목표 중 가장 옳게 작성된 것은?

① 학생은 치아를 잘 닦을 수 있다.
② 학생은 건강한 구강상태를 유지할 수 있다.
③ 학생은 3대 구강병을 구분하여 치료할 수 있다.
④ 학생은 올바른 방법으로 치실을 사용할 수 있다.
⑤ 학생은 올바른 칫솔 보관법과 칫솔 교환시기를 말할 수 있다.

95 밑줄 부분에 해당하는 것은?

나는 아버지가 <u>치아우식으로 아파하시는 것을 보고 나는 치아관리를 잘해야겠다고 다짐하였다.</u>

① 충 동
② 유 인
③ 욕 구
④ 동 기
⑤ 동기화

96 학생의 요구 등 학습상태의 변동에 따라 교수방법이 변동되어야 하는 교수-학습계획의 원리는?

① 시간에 대비하여 효율은 낮다.
② 실천 가능한 계획으로 작성하여야 한다.
③ 교육대상자인 학생은 계획 시 제외한다.
④ 연령대에 따라 학습시간을 편성할 필요는 없다.
⑤ 교육자의 창의성이 발휘되도록 작성하여야 한다.

97 교육자와 학습자 간의 상호교류적 의사소통을 통해 구강보건지식과 태도 및 행동을 변화시키는 공중구강보건교육방법은?

① 청각구강보건교육방법
② 시각구강보건교육방법
③ 집단구강보건교육방법
④ 일방통행식 구강보건교육방법
⑤ 양방통행식 구강보건교육방법

98 장애인의 구강보건교육 내용으로 옳은 것은?

① 시각장애인 – 큰 목소리로 자세하게 모든 것을 설명한다.
② 뇌성마비장애인 – 칫솔은 길이가 길고 손잡이는 가는 것을 권장한다.
③ 청각장애인 – 과장되고 분명한 목소리와 보통의 속도로 교육한다.
④ 정신지체장애인 – 큰 목소리로 칫솔질 과정을 계속적으로 이야기하며 치아를 닦아준다.
⑤ 발달장애인 – 매체를 다양하게 이용하고 치과에 방문할 때마다 새로운 학술이 이루어지도록 한다.

99 다음 내용의 구강보건교육이 필요한 대상자는?

- 유치수와 배열
- 유치기능의 중요성
- 유치우식 예방법

① 노 인
② 청소년
③ 영유아보호자
④ 임산부
⑤ 사업장근로자

100 치과위생사가 성인 40명을 대상으로 온라인 동영상을 활용하여 칫솔질에 대한 강의를 하였다. 이에 해당하는 구강보건교육방법은?

① 직접청각이론교육
② 간접대중실천교육
③ 대중청각이론교육
④ 간접시청각이론교육
⑤ 집단시청각실천교육

| 2교시 | | 짝수형 |

치과위생사 실전동형
봉투모의고사 제1회

| 응시번호 | | 성 명 | |

본 시험은 각 문제에서 가장 적합한 답 하나만 선택하는 최선답형 시험입니다.

〈 유의사항 〉

○ 문제지 표지 상단에 인쇄된 문제 유형과 본인의 응시번호 끝자리가 일치하는지를 확인하고 답안카드에 문제 유형을 정확히 표기합니다.
  • 응시번호 끝자리 홀수 : 홀수형 문제지
  • 응시번호 끝자리 짝수 : 짝수형 문제지
○ 종료 타종 후에도 답안을 계속 기재하거나 답안카드의 제출을 거부하는 경우 해당 교시의 점수는 0점 처리됩니다.
○ 응시자는 시험 종료 후 문제지를 가지고 퇴실할 수 있습니다.

치과위생사 실전동형 봉투모의고사 제1회 2교시

각 문제에서 가장 적합한 답을 하나만 고르시오.

치위생학 2

01 구강병의 진행과정 중 1차 예방으로 올바르게 연결된 것은?
① 치은염 치료, 치면세마
② 정기구강검진, 치면세마
③ 불소도포, 부정교합 예방
④ 초기우식병소 충전, 칫솔질
⑤ 부정교합 차단, 정기구강검진

02 치아우식 발생요인 중 타액요인에 대한 설명으로 옳은 것은?
① 타액의 항균작용은 영향을 주지 않는다.
② 타액 점조도가 높을수록 치아우식이 증가한다.
③ 타액 완충작용이 잘될수록 치아우식이 증가한다.
④ 타액의 유출량이 적을수록 치아우식도 감소한다.
⑤ 칼슘과 인산의 함량이 많을수록 치아우식이 감소한다.

03 다음이 설명하는 치아우식 학설은?

- 구강 미생물에 의해 만들어진 산이 영향을 준다.
- 무기질이 탈회되고 유기질이 파괴된다.
- 화학작용으로 치아조직의 광질이 이탈된다.

① 세균설 ② 화학설
③ 체액설 ④ 단백용해설
⑤ 화학세균설

04 4대 치아우식 예방법 중 치아의 평활면 치아우식 예방효과가 큰 것은?
① 식이조절
② 불소이용
③ 치면열구전색
④ 정기구강검진
⑤ 치면세균막관리

05 치주병 예방법 중 숙주요인 제거방법은?
① 치면세마
② 칫솔질
③ 예방접종
④ 비타민 B 복용
⑤ 외상성 교합 제거

06 구강환경관리 능력지수에 대한 설명으로 옳은 것은?
① 최고치는 60점이다.
② 치아를 4면으로 나눈다.
③ 2~3점은 불량으로 판정한다.
④ 6개 치아 12개 치면이 대상이다.
⑤ 상악우측견치는 검사 대상 치아이다.

07 구강 내 산생성균 검사에서 72시간 이후 황색으로 배지의 색이 변했을 때 내리는 처방은?

① 평소 구강환경관리 습관을 지속한다.
② 설탕식음량과 설탕식음횟수를 줄이며, 간식 횟수를 줄인다.
③ 설탕식음량과 설탕식음횟수를 줄이며, 식이조절을 한다.
④ 식이조절을 하고 간식횟수를 줄이며, 식사 직후 칫솔질을 한다.
⑤ 설탕식음량과 설탕식음횟수를 줄이며, 식사 직후 칫솔질을 한다.

08 다음의 검사결과에 따라 우식활성이 높아 조절해야 하는 항목은?

- 자극성 타액분비율 : 10mL/5분
- 타액점조도 검사 : 2.2
- 타액완충능 : 5방울
- 포도당 잔류시간 : 13분

① 타액점조도
② 타액완충능
③ 타액점조도, 타액완충능
④ 타액분비율, 타액점조도
⑤ 타액분비율, 포도당 잔류시간

09 전문가 치면세균막 관리에 의한 치간청결 물리요법에 대한 설명으로 옳은 것은?

① 회전운동하는 콘트라앵글이 사용된다.
② 구강보건교육을 먼저 실시 후 진행한다.
③ EVA 팁은 교합면 쪽으로 10°의 각을 준다.
④ 치주수술 환자에게는 적용할 수 없는 술식이다.
⑤ 불소가 함유되지 않은 연마제를 사용하고, 따로 불소도포를 시행한다.

10 치은퇴축에 의해 상아질이 노출된 환자의 관리법은?

① 전동칫솔을 사용한다.
② 식이조절법을 시행한다.
③ 챠터스법으로 칫솔질한다.
④ 약 마모력의 세치제를 사용한다.
⑤ 알코올 성분의 양치용액을 사용한다.

11 다음의 목적에 적합한 구강관리용품은?

- 수복물의 변연부 평가
- 치은연하치석 유무 확인
- 치은열구 음식물 잔사 제거

① 치 실
② 치실고리
③ 치간칫솔
④ 첨단칫솔
⑤ 슈퍼플로스

12 치면열구전색 과정에 대한 설명으로 옳은 것은?

① 전색제의 교합은 약간 낮게 한다.
② 글리세린이 포함된 연마제를 사용한다.
③ 건조의 효율을 위해 격벽법을 시행한다.
④ 광조사기는 치면에 가까이 붙여서 조사한다.
⑤ 산부식을 오래 할수록 접촉면적이 증가한다.

13 치면열구전색을 할 수 있는 치아는?
① 교모가 심한 치아
② 와동이 형성된 치아
③ 교합면에 수복물이 있는 치아
④ 타액조절이 어려운 위치의 치아
⑤ 소와열구에 초기병소가 있는 치아

14 산성불화인산염의 특성으로 옳은 것은?
① 농도는 2%로 사용한다.
② 향료나 색소의 첨가가 가능하다.
③ 굵은 분말 형태나 캡슐 형태이다.
④ 불안정하여 진료 시마다 제조한다.
⑤ 무색, 무취, 무자극성으로 아동에게 사용하기 좋다.

15 불소바니쉬도포 술식에 대한 설명으로 옳은 것은?
① 약 4분간 도포 후 뱉어낸다.
② 2% 불화나트륨을 사용한다.
③ 인접면은 왁스형 치실로 도포한다.
④ 치면이 일시적으로 노랗게 될 수 있다.
⑤ 치면건조의 과정 없이 타액이 있어도 도포한다.

16 식이조절 과정에서 치아의 우식병소를 확인하고, 불량 식이습관을 지적하는 과정은?
① 식단구성
② 식이조사
③ 식이분석
④ 식이상담
⑤ 식단처방

17 다음이 설명하는 특수 구강건강관리 대상은?

- 구강위생 관리를 위한 동기 유발
- 치경부 우식증, 치근면 우식증이나 치경부 마모증 증가
- 구강건조증

① 노 인
② 흡연자
③ 자가면역질환자
④ 지각과민증 환자
⑤ 고정성 교정장치 부착 환자

18 치경부마모증을 예방하는 방법은?
① 치면세마
② 식이조절
③ 구강양치액 사용
④ 마모력이 있는 세치제 사용
⑤ 부드러운 칫솔모로 회전법 시행

19 상악 좌측 전치부 부위에 치근활택술을 시행하려고 한다. 사용하여야 할 기구는?

① bone file
② chisel scaler
③ universal scaler
④ gracey curette #1/2
⑤ anterior sickle scaler

20 치면세균막에 대한 설명으로 옳은 것은?

① 상악보다 하악이 더 많이 형성된다.
② 타액 내의 당단백질에 의해 형성된다.
③ 무세포성으로 산을 막아주는 역할을 한다.
④ 단단한 음식을 섭취할수록 빨리 형성된다.
⑤ 칫솔질이나 치면연마 후 수분 내로 형성된다.

21 다량의 치석이 치은연상과 치은연하에 분포되어 있고, 치아 1/2 이상에 치은연상치석이 있고, 치주염이 진행 중인 환자의 치면세마 난이도 등급은?

① class C
② class 1
③ class 2
④ class 3
⑤ class 4

22 치은 출혈 유무와 치은퇴축 길이 측정 시 사용되는 기구는?

① 치경
② 탐침
③ 시클
④ 핀셋
⑤ 치주낭 측정기

23 50세 환자의 치주상태를 검사한 결과, 치은퇴축은 3mm이며 치주낭의 깊이는 4mm로 측정되었다. 임상적 부착소실은?

① 1mm
② 3mm
③ 4mm
④ 5mm
⑤ 7mm

24 치석제거 기구와 연마석을 멸균하는 방법은?

① 건열멸균법
② 자외선소독법
③ 초음파멸균법
④ 고압증기멸균법
⑤ 화학증기멸균법

25 기구고정법으로 연마 시 옳은 방법은?

① 변형펜잡기법으로 한다.
② 하방 1/3부터 시작한다.
③ 상방동작으로 마무리한다.
④ 기구의 하방연결부는 12시 방향으로 한다.
⑤ 연마석과 기구의 내면은 100~110°로 고정한다.

26 치은연하치석제거 시 올바른 순서는?
① 기구잡기-손고정-각도-접합-삽입-동작
② 기구잡기-손고정-삽입-적합-각도-동작
③ 기구잡기-손고정-적합-삽입-각도-동작
④ 기구잡기-손고정-적합-각도-삽입-동작
⑤ 기구잡기-적합-손고정-각도-삽입-동작

27 치은연상치석에 대한 설명으로 옳은 것은?
① 단단하다.
② 타액이 기원이다.
③ 제거하기 어렵다.
④ 흑색, 암갈색을 띤다.
⑤ 기구 및 방사선을 이용하여 관찰 가능하다.

28 초음파 치석 제거의 적응증으로 옳은 것은?
① 외인성 착색
② 치경부 마모증
③ 미성숙 영구치
④ 맹출 중인 영구치
⑤ 심장조율기 장착 환자

29 기구 연마의 시기로 올바른 것은?
① 술자 피로도가 감소했다.
② 플라스틱 막대기에 긁었을 때 찍힌다.
③ 약한 측방압으로도 치석 제거가 된다.
④ 기구절단연에서 빛 반사가 선으로 나타난다.
⑤ 치석제거 시 치석 유무가 민감하게 느껴진다.

30 치면연마 시 환자가 시리다고 통증을 호소하였을 때 대처방법은?
① 연마속도를 줄인다.
② 연마 시 압력을 세게 준다.
③ 금관수복물 위로 연마한다.
④ 마모력이 큰 연마제를 사용한다.
⑤ 연마제입자를 큰 것으로 사용한다.

31 치석제거 시 시클의 사용방법은?
① 날의 2/3를 사용한다.
② 밀고 당기는 동작을 한다.
③ 치은연하치석을 제거한다.
④ 부착상피를 향해 삽입한다.
⑤ 치석제거 시 작업각도는 70~80°로 한다.

32 상악우측 제1대구치 협면 치석제거 시 옳은 것은?
① 사이드 존에서 시행한다.
② 환자의 고개를 우측으로 한다.
③ 인접면에서는 수직동작을 한다.
④ 환자를 modified supine 자세로 한다.
⑤ 상악 제2대구치 구개면에 손고정을 한다.

33 대상자별 치위생 과정을 수행할 때 고려해야 할 사항은?

① 당뇨 환자는 식사시간 전에 약속한다.
② 간염 환자는 저속핸드피스를 이용한다.
③ 노인 환자는 내원횟수를 줄여 시술시간을 길게 한다.
④ 고혈압 환자는 플라스틱 스케일러를 이용해 출혈을 최소화한다.
⑤ 임플란트 장착 부위는 초음파 스케일러로 빠르게 치석을 제거한다.

34 치근활택술의 적응증으로 옳은 것은?

① 급성치주염
② 만성치은염
③ 동요도가 심한 치아
④ 7mm 이상의 치주낭
⑤ 지각과민이 심한 치아

35 유니버설 큐렛에 대한 설명으로 옳은 것은?

① 한쪽 날만을 사용한다.
② 기구의 단면은 삼각형이다.
③ 기구의 끝을 toe라고 부른다.
④ pull&push 동작으로 제거한다.
⑤ 하방연결부가 치아장축과 수직을 이루도록 한다.

36 68세 고혈압 환자의 치석제거 시 주의사항은?

① 오후에 진료한다.
② 예방적 항생제를 투여한다.
③ 공복 상태를 유지하게 한다.
④ 번거로움을 줄이기 위해 1회로 제거한다.
⑤ 단단한 치석은 여러 조각으로 나누어 제거한다.

37 치면연마제의 요구조건으로 옳은 것은?

① 입자크기는 커야 한다.
② 마모저항성이 작아야 한다.
③ 치면에 잘 부착되지 않아야 한다.
④ 치근면에 상처를 주지 않아야 한다.
⑤ 치은열구 내에 들어가지 않아야 한다.

38 초음파치석제거기에 대한 설명으로 옳은 것은?

① 작업각도는 0~15°이다.
② 진동은 일어나지 않는다.
③ 기구의 연마가 필요하다.
④ 구호흡 환자에게도 쉽게 적용 가능하다.
⑤ 작업단의 끝에 매우 얇고 예리한 날이 있다.

39 다음이 설명하는 방사선의 종류는?

> - 전하의 성질을 띤다.
> - 파동을 그리지만 입자의 특징을 모두 가진다.
> - 진공상태에서 빛과 같은 속도로 진행한다.

① 알파선(α선)
② 베타선(β선)
③ 감마선(γ선)
④ 양성자선
⑤ 중성자선

40 X선관의 구성과 역할의 연결로 옳은 것은?
① 시준기 - 장파장 광자의 흡수
② 절연유 - 양극의 열전도를 도움
③ 유리관 - 전자의 충돌로 X선 발생
④ 여과기 - X선 속의 크기와 형태 조절
⑤ 텅스텐필라멘트 - 열전자 방출 및 전자구름 형성

41 특성방사선이 발생되는 과정은?
① 천이현상이 일어날 때만 발생
② 전자가 속도를 줄이며 접근할 때 발생
③ 전자가 핵주변을 근접 통과할 때 발생
④ 전자가 원자의 핵과 직접 충돌했을 때 발생
⑤ 고속의 원자가 전자와 반응 후 공백을 채울 때 발생

42 X선이 물체를 통과하는 동안 일차방사선의 방향이 편향되어 발생되는 방사선은?
① 산란선
② 유용방사선
③ 누출방사선
④ 이차방사선
⑤ 중심방사선

43 노출시간이 2배로 증가했을 때 일어나는 변화는?
① 산란선 증가
② 전자의 속도 증가
③ X선 에너지의 증가
④ 장파장 제거율 증가
⑤ X선 광자의 수가 증가

44 반음영을 감소시키는 방법으로 옳은 것은?
① 관전압을 증가시킨다.
② 초점의 크기를 크게 한다.
③ 초점과 피사체의 거리를 증가시킨다.
④ 필름과 피사체의 거리를 증가시킨다.
⑤ 감광유제의 두께가 얇은 필름을 사용한다.

45 할로겐화은의 크기에 영향을 받는 영상의 특성은?
① 흑화도
② 대조도
③ 감광도
④ 해상력
⑤ 관용도

46 상악소구치부 치근단 영상에서 투과성으로 관찰되는 구조물은?
① 관 골
② 상악동
③ 구상돌기
④ 상악결절
⑤ 상악동저

47 치아장축과 필름이 평행하고 중심선이 치아장축과 필름의 수직으로 조사되는 촬영방법이 가지는 장점은?
① 단조사통 사용 가능
② 반복촬영 시 표준화 가능
③ 소아 환자에게 적용 가능
④ 별다른 기구 필요 없이 촬영 가능
⑤ 입크기가 작은 환자에게 적용 가능

48 치아우식증의 치수접근도를 검사하고 충전물의 적합도 검사에 용이한 촬영법은?
① 교익촬영
② 교합촬영
③ 직각촬영
④ 수평촬영
⑤ 파노라마촬영

49 하악소구치부의 등각촬영법은?
① 비익-이주선이 바닥에 평행한다.
② 필름유지기구를 사용하여 조절한다.
③ 중심선은 필름에 수직으로 조사한다.
④ 수직각은 상악에서 하악 방향으로 조절한다.
⑤ 수평각은 제1, 2소구치 인접면에 평행하게 조절한다.

50 구역질 반사가 심한 환자의 상악구치부 촬영방법은?
① 고개를 최대한 들어 올려 촬영한다.
② 필름유지기구를 이용하여 촬영한다.
③ 필름을 구부려서 크기를 줄여 촬영한다.
④ 너무 힘들어할 때 교합촬영으로 대신한다.
⑤ 다리나 팔을 들어 움직이게 하며 촬영한다.

51 파노라마촬영 후 하악전치부 부위의 이상소견이 관찰되어, 전치부 치아를 전체적으로 추가 촬영할 때 적합한 촬영은?
① 등각촬영
② 교익촬영
③ 교합촬영
④ 직각촬영
⑤ 두부규격촬영

52 상악절치부 치근단촬영을 했을 때 과잉치가 발견되어 협·설측 위치를 파악하기 위한 방법은?
① 파노라마촬영을 추가로 실시한다.
② 교익촬영을 2장 촬영하여 비교한다.
③ 관구의 수평각을 다르게 2장을 촬영하여 비교한다.
④ 중심선을 필름의 중앙을 향하게 하여 다시 촬영한다.
⑤ 환자가 촬영 중에 움직이지 않게 하여 다시 촬영한다.

53 치근단촬영의 실책과 해결방법의 연결로 옳은 것은?
① 상의 단축 – 수평각 감소
② 상의 연장 – 필름의 위치 수정
③ 인접치아 중첩 – 수직각 증가
④ 필름 구부림 – 등각촬영 시행
⑤ 조사통가림 – 필름 중앙에 X선 통과

54 간접 디지털영상획득장치가 직접 디지털영상획득장치에 비해 가지는 장점은?
① 해상도가 높다.
② 비용이 저렴한 편이다.
③ 필름처럼 유연성을 지닌다.
④ 촬영 후 바로 영상조회가 가능하다.
⑤ 동시에 여러 부위 촬영이 더 용이하다.

55 파노라마촬영 시 환자의 조절 방법으로 옳은 것은?
① 교합제를 깊게 물린다.
② 갑상선보호대를 착용한다.
③ 입술은 다물지 않고 촬영한다.
④ 혀는 하악전치부에 위치한다.
⑤ 프랑크포르트수평면을 바닥에 평행하게 한다.

56 기관과 방사선 감수성의 연결로 옳은 것은?
① 고감수성 – 소장
② 고감수성 – 폐
③ 중등도 – 림프
④ 저감수성 – 고환
⑤ 저감수성 – 타액선

57 환자의 방사선 방어를 위한 방법으로 옳은 것은?
① 노출시간을 길게 한다.
② 감광도가 낮은 필름을 사용한다.
③ 필름 고정은 손가락을 이용한다.
④ 초점과 필름 간의 거리를 멀게 한다.
⑤ 납이 내장되어 있는 원추형 조사통을 사용한다.

58 방사선 사진상 치경부소환이 나타나는 원인은?
① 골소주가 증가되어 희게 관찰
② 치주인대강이 확장된 질환 때문에
③ 치조정이 희미해지고 골소실로 인하여
④ 치열이 비정상적이어서 중첩으로 인해
⑤ 치경부의 법랑질과 치조골 양이 적기 때문에

59 절개 및 배농의 적응증에 대해 옳은 것은?
① 전신적으로 열이 내려갔을 때
② 전신적으로 동통이 감소했을 때
③ 종창 부위에 경결감이 촉지될 때
④ 백혈구 수치가 높은 수치로 유지될 때
⑤ 윤이 나고 뚜렷한 발적 부위가 있을 때

60 치아 발치 중 치근이 부러졌을 경우 잔존치근 제거에 사용하는 기구는?
① 본론저
② 발치겸자
③ 루트피커
④ 발치기자
⑤ 골막기자

61 치주판막 수술 시 치은절개 후 사용하는 기구는?
① 딘시져
② 골막기자
③ 서지컬큐렛
④ 올반나이프
⑤ 커클랜드나이프

62 외과적 발치 후 바로 이루어지는 과정은?
① 봉 합
② 피판 거상
③ 피지골 제거
④ 발치와 소파
⑤ 주변 골연 정리

63 발치 중 합병증으로 옳은 것은?
① 동 통
② 개구장애
③ 신경손상
④ 건성 발치와
⑤ 치조골 파절

64 골막이 파괴되지 않고 외부로 창상이 나타나지 않는 것은?
① 단순골절
② 복잡골절
③ 불리골절
④ 분쇄골절
⑤ 불완전골절

65 상악전치부 치관은 2/3 이상 파괴되고, 신경치료는 모두 완료되어 있을 시 해야 할 보철치료는?
① 가공의치
② 전부도재관
③ 라미네이트
④ 전부금속관
⑤ 지대축조 후 전부도재관

66 금속도재관의 특징으로 옳은 것은?
① 평소 이갈이가 있는 환자에게 좋다.
② 전부금속관보다 치질삭제량이 적다.
③ 반대교합인 부정교합 환자에게 좋다.
④ 치관길이가 짧고 치수가 큰 치아에 좋다.
⑤ 치은퇴축되면 치경부에 금속이 노출되어 비심미적이다.

67 화살표가 가리키는 곳에 대한 설명으로 옳은 것은?

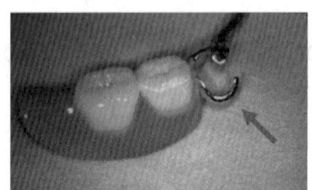

① 치주조직을 피개한다.
② 설면의 중앙에 놓이는 바이다.
③ 국소의치의 수직적 지지에 기여한다.
④ 하악의 설측에 골융기가 있을 시 용이하다.
⑤ 지대치의 최대 풍융부의 아래 홈에 위치하여 유지를 얻는다.

68 무치악 환자의 교합고경을 결정하는 것은?
① 하악위
② 중심교합위
③ 하악안정위
④ 견치유도교합
⑤ 양측성 평형교합

69 총의치 제작 시 의치상과 교합제 제작 후 과정으로 옳은 것은?
① 납의치 시적
② 표준선 기입
③ 최종인상채득
④ 악간관계 기록
⑤ 개인트레이 제작

70 전기소작기를 이용한 치은압배에 대한 장점은?
① 사용 시 악취가 난다.
② 지각과민이 일어날 수 있다.
③ 영구적 치은퇴축이 일어날 수 있다.
④ 심장박동기 환자에게 사용 가능하다.
⑤ 치은의 이상증식 시 제거가 용이하다.

71 근관치료 시 러버댐 사용 원칙은?
① 동통 완화
② 타액오염 방지
③ 치은연하로의 접근성 향상
④ 밴드삽입을 위한 공간 보상
⑤ 복합와동을 단순와동으로 재형성

72 하악 우측 제1대구치 협면 치경부 부위에 우식으로 인한 와동이 형성되었다. 이때 G.V.Black 와동분류법에 해당하는 것은?

① Ⅰ급
② Ⅱ급
③ Ⅲ급
④ Ⅳ급
⑤ Ⅴ급

73 와동형성의 원칙은?

① 와동 세척 시 화학약품으로 세척한다.
② 기존 수복물을 유지한 채로 와동을 형성한다.
③ 파절 가능성이 있는 법랑질은 모두 제거한다.
④ 수복물의 견고성을 위해 근관치료를 시행한다.
⑤ 변연은 치질의 보존과 유지관리가 가능한 부위에 위치한다.

74 치은연하의 변연적합성을 높이기 위한 방법은?

① 이장재를 바른다.
② 웨지를 이용한다.
③ 러버댐을 착용한다.
④ 황동철선을 이용한다.
⑤ 치은열구에 치은압배사를 넣는다.

75 근관치료 시 근관의 입구를 찾기 위해 사용하는 기구는?

① lentulo spiral
② canal plugger
③ canal explorer
④ canal spreader
⑤ barbed broach

76 커피를 자주 마시는 20대 여성 환자가 전치부의 치아가 노랗다는 호소로 치과에 내원하였을 때 치아의 색조 회복을 위해 필요한 것은?

① 멸균증류수
② 생리식염수
③ 포모크레졸
④ 과산화수소수
⑤ 차아염소산나트륨

77 유치의 흡수와 탈락에 대한 설명으로 옳은 것은?

① 상악 제2유구치가 가장 먼저 탈락한다.
② 유치의 치근 근처로 파치세포가 관찰된다.
③ 소구치의 치배는 유구치 전상방에 위치한다.
④ 영구전치의 치배는 유전치 협측에 위치한다.
⑤ 치아우식으로 인한 유치 탈락은 치배에 영향이 적다.

78 유치열기에 나타날 수 있는 특징으로 옳은 것은?
① 맹출성 혈종이 나타날 수 있다.
② 외부에서 외상이 발생하기 쉬운 시기이다.
③ 치아의 이소맹출이 빈번하게 관찰 가능한 시기이다.
④ 손가락 빨기 구강습관이 교합 이상으로 이환될 수 있다.
⑤ 유치가 맹출한 이후부터 유치열 완성되기 전까지 시기이다.

79 다음 상황에 진행할 술식은?

- 살아있는 생활치이다.
- 치근단이 완성되지 않은 미성숙 영구치이다.
- 기계적으로 치수가 노출되어 있다.

① 치수절단술
② 치수절제술
③ 치근단유도술
④ 치근단형성술
⑤ 직접치수복조술

80 치과에 방문한 6세 소아 환자가 심하게 저항하며 치료를 거부할 때 아이의 움직임을 제거하기 위해 시행할 수 있는 물리적 방법은?
① 분 산
② 탈감작법
③ 입 가리기
④ 말-시범-시행법(TSD)
⑤ 아산화질소 흡입진정법

81 7세 남자아이의 상악우측 제1, 2유구치가 상실되었을 때 적합한 공간유지장치는?
① 디스탈쇼
② 설측호선
③ 횡구개호선
④ 낸스구개호선
⑤ 크라운 앤 루프

82 경련성 질환을 가진 소아 환자를 치료할 때 유의사항은?
① 갑작스러운 자극을 최소화한다.
② 간단한 지시를 하고 반복하여 설명한다.
③ 충분히 설명하고 만지고 느껴보게 한다.
④ 이른 아침에 진료를 최소화하여 치료한다.
⑤ 설명은 한 번에 한 가지만 단순명료하게 한다.

83 백악질 표면에 80%를 차지하는 가장 주된 섬유군으로 수직교합압에 저항하는 치주인대섬유군은?
① 수평섬유군
② 사주섬유군
③ 근단섬유군
④ 횡중격섬유군
⑤ 치조정섬유군

84 전반적 급진성 치주염에 대한 설명으로 옳은 것은?

① 사춘기 전후 호발한다.
② 치태나 치석이 많이 축적되어 있다.
③ 양측성으로 발생하는 것이 특징이다.
④ 치은이나 구강점막에 수포가 형성된다.
⑤ 3개 이상 영구치의 부착소실이 관찰된다.

85 46세 남자가 근관치료한 하악우측 제1대구치의 치근이개부까지 치주질환이 진행되어 치관은 그대로 두고 치근 하나만 제거하려고 할 때 진행해야 하는 술식은?

① 치아절개술
② 치근절제술
③ 치근분리술
④ 치아이식술
⑤ 이개부성형술

86 급성치주농양에 대한 설명으로 옳은 것은?

① 계속되는 막연한 동통이 있다.
② 농양이 간헐적으로 반복하여 배농된다.
③ 치근단 부위에 국한된 골흡수가 진행된다.
④ 다소 체온이 상승하며 전신적 반응이 있다.
⑤ 방사선상 치근의 측벽을 따라 흐리게 투과성으로 보인다.

87 다음이 설명하는 기구는?

- 육아조직 섬유를 제거한다.
- 발치 창 내 농양을 제거한다.
- 기구날은 여러 종류의 크기가 있다.

① 골겸자
② 골막기자
③ 전기소작기
④ 외과용 큐렛
⑤ 치간치은용 수술칼

88 치주 수술한 환자에게 설명할 주의사항은?

① 수술 후 2일간 냉찜질을 권고한다.
② 마취가 깨고 나면 통증이 완화됨을 설명한다.
③ 수술 부위에 닿지 않게 빨대 사용을 권고한다.
④ 치주포대가 움직여 불편 시 제거하는 방법을 설명한다.
⑤ 청결을 위해 수술 부위에 양치질을 실시할 수 있게 한다.

89 성장발육곡선 일반형에 대한 설명으로 옳은 것은?

① 상악은 일반형에 더 가까이 성장한다.
② 성호르몬은 어린 나이에는 성장이 거의 없다.
③ 5세경과 사춘기 전후 많은 성장이 이루어진다.
④ 아데노이드와 편도는 12세까지 성장이 완료된다.
⑤ 뇌, 척수 두개골과 척수는 비교적 빨리 성장한다.

90 앵글의 2급 2류 부정교합의 특징은?
① 구치부에 총생이 특징이다.
② 전치부에 깊은 수직피개가 있다.
③ 하악치열궁이 정상보다 근심이다.
④ 구호흡을 수반하는 것이 특징이다.
⑤ 상악전치의 심한 순측전위가 있다.

91 30세 환자의 교정치료를 위해 밴드를 삽입하려 하는데 치아 사이가 너무 긴밀할 때 사용하는 기구는?
① Spot welder
② Band pusher
③ Band adaptor
④ Separating pliers
⑤ Band contouring pliers

92 저작을 하는 데 사용되는 근육을 이용하여 교정력을 가하는 것은?
① 립범퍼
② 이모장치
③ 코일스프링
④ 교합사면판
⑤ 프랑켈장치

93 13세 남아 환자가 하악에 비해 상악의 성장이 저조하여 치과에 방문하였다. 반대교합의 우려가 있을 때 적용하는 교정장치는?
① 이모장치
② 액티베이터
③ 트윈블록장치
④ 바이오네이터
⑤ 상악전방견인장치

94 다음이 설명하는 것은?

- 상교정 장치의 일부이다.
- 치아를 직접적으로 움직이는 힘이 발생한다.
- 다양한 종류가 존재한다.

① 상 부
② 클래스프
③ 라비알보우
④ 교합거상판
⑤ 아크릴릭레진

95 치과재료의 물리적 특성은?
① 융점은 단위온도 변화에 따른 크기 변화이다.
② 열팽창계수는 높을수록 치아에 적용하기 좋다.
③ 틀니에 적용하는 재료는 열전도성이 높아야 한다.
④ 치과재료는 용해도는 높고 흡수도는 낮아야 한다.
⑤ 치면열구전색제는 타액에 대한 젖음성이 높아야 한다.

96 인장하중을 받았을 때 파절되지 않았지만 영구변형되는 현상은?

① 연 성
② 전 성
③ 피 로
④ 크 립
⑤ 인장응력

97 타액조절이 어려운 하악 제1대구치 크라운 지대치의 인상을 채득하려 할 때 경화시간이 짧고, 크기안정성이 우수한 인상재는?

① 폴리이써
② 폴리설파이드
③ 아가-알지네이트
④ 축중합형 실리콘
⑤ 부가중합형 실리콘

98 복합레진의 마모저항성을 높이기 위한 방법은?

① 적층법을 이용하여 레진충전한다.
② 광원의 출력을 서서히 증가시킨다.
③ 필러의 함량이 많은 레진을 사용한다.
④ 와동의 형태를 최소화하여 작게 충전한다.
⑤ 치수보호 베이스를 사용하여 세균 침입을 차단한다.

99 석고의 취급에 대한 설명으로 옳은 것은?

① 혼수비가 높을수록 경화가 촉진된다.
② 파우더를 먼저 넣고 물을 넣어 혼합한다.
③ 석고가 채워진 인상은 실온에서 보관한다.
④ 20~30℃의 온도로 혼합 시 경화가 지연된다.
⑤ 진공 상태의 자동혼합기를 이용하면 강도가 증가한다.

100 다음이 설명하는 시멘트는?

- 바니쉬나 이장재 없이 사용 가능하다.
- 치수진정 효과가 있다.
- 산도는 중성이며 밀봉성이 좋다.
- 기저재, 이장재, 임시수복재로 사용한다.

① 인산아연시멘트(ZPC)
② 산화아연유지놀시멘트(ZOE)
③ 폴리카복실레이트시멘트(PCC)
④ 글래스아이오노머시멘트(GIC)
⑤ 레진강화형 글래스아이오노머시멘트

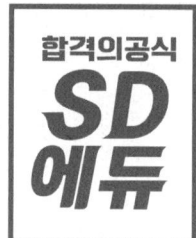

1교시 　 짝수형

치과위생사 실전동형
봉투모의고사 제2회

| 응시번호 | | 성 명 | |

본 시험은 각 문제에서 가장 적합한 답 하나만 선택하는 최선답형 시험입니다.

〈 유의사항 〉

○ 문제지 표지 상단에 인쇄된 문제 유형과 본인의 응시번호 끝자리가 일치하는지를 확인하고 답안카드에 문제 유형을 정확히 표기합니다.
  • 응시번호 끝자리 홀수 : 홀수형 문제지
  • 응시번호 끝자리 짝수 : 짝수형 문제지
○ 종료 타종 후에도 답안을 계속 기재하거나 답안카드의 제출을 거부하는 경우 해당 교시의 점수는 0점 처리됩니다.
○ 응시자는 시험 종료 후 문제지를 가지고 퇴실할 수 있습니다.

치과위생사 실전동형 봉투모의고사 제2회 1교시

각 문제에서 가장 적합한 답을 하나만 고르시오.

의료관계법규

01 「의료법」상 진단서 등에 관한 내용으로 옳지 <u>않은</u> 것은?

① 의료업에 종사하고 직접 조산한 의사, 간호사는 출생증명서를 내줄 수 있다.
② 진단서, 증명서의 서식·기재사항, 그 밖에 필요한 사항은 보건복지부령으로 정한다.
③ 의료업에 종사하고 직접 진찰하거나 검안한 의사·치과의사·한의사만이 진단서를 작성하여 환자에게 교부할 수 있다.
④ 진료 중이던 환자가 최종 진료 시부터 48시간 이내에 사망한 경우에는 다시 진료하지 않고 진단서나 증명서를 내줄 수 있다.
⑤ 직접 진찰하거나 검안한 의사가 부득이한 사유로 진단서를 내줄 수 없으면 같은 의료기관에 종사하는 다른 의사가 환자의 진료기록부에 따라 내줄 수 있다.

02 「의료법」상 부정한 방법으로 국가시험 등에 응시한 자나 국가시험 등에 관하여 부정행위를 한 자에 대하여 그다음 치러지는 국가시험 등의 응시를 ( )의 범위에서 제한할 수 있다. ( )에 알맞은 말은?

① 1년 ② 1회
③ 2년 ④ 3회
⑤ 3년

03 「의료법」상 사체를 검안하여 변사한 것으로 의심되는 때에 사체의 소재지를 관할하는 경찰서장에게 신고할 의무가 있는 의료인으로 옳지 <u>않은</u> 것은?

① 의 사
② 간호사
③ 한의사
④ 조산사
⑤ 치과의사

04 「의료법」상 의료인은 실태와 취업상황 등을 최초로 면허를 받은 후부터 몇 년을 주기로 신고하여야 하는가?

① 1년
② 2년
③ 3년
④ 4년
⑤ 5년

05 「의료법」상 종합병원, 치과병원 또는 요양병원을 개설할 때 누구에게 허가를 받아야 하는가?

① 보건소장
② 시·도지사
③ 의사협회장
④ 보건복지부장관
⑤ 시장·군수·구청장

06 「의료기사 등에 관한 법률」상 의료기사 등은 그 실태와 취업상황을 누구에게 신고하여야 하는가?

① 대통령
② 보건소장
③ 시 · 도지사
④ 보건복지부장관
⑤ 시장 · 군수 · 구청장

07 「의료기사 등에 관한 법률」상 양벌규정이 적용되는 경우는?

① 폐업신고를 하지 아니한 자
② 의료기사 등의 면허를 대여한 자
③ 등록사항의 신고를 하지 아니한 자
④ 치과기공소의 개설자가 업무 상황, 시설 등의 검사를 거부 · 기피 또는 방해한 경우
⑤ 안경업소의 개설자가 지도 · 감독에 필요한 보고를 하지 아니한 경우

08 「의료기사 등에 관한 법률」상 의료기사 등은 최초로 면허를 받은 후 몇 년마다 실태신고를 해야 하는가?

① 1년
② 2년
③ 3년
④ 4년
⑤ 5년

09 「의료기사 등에 관한 법률」상 의료기사의 보수교육에 대한 설명으로 옳은 것은?

① 연 3회 이상 실시한다.
② 군 복무 중인 사람은 면제한다.
③ 보수교육의 시간은 매년 16시간 이상이다.
④ 보수교육 관계서류 보존기간은 2년이다.
⑤ 보수교육실시기관의 장은 다음 연도 보수교육 계획서를 협회장에게 제출하여야 한다.

10 「의료기사 등에 관한 법률」상 업무상 알게 된 비밀을 누설한 사람에 대한 벌칙은?

① 300만원 이하의 벌금
② 500만원 이하의 벌금
③ 1년 이하의 징역 또는 1천만원 이하의 벌금
④ 3년 이하의 징역 또는 3천만원 이하의 벌금
⑤ 5년 이하의 징역 또는 5천만원 이하의 벌금

11 「지역보건법」상 지역보건의료계획을 수립한 후의 절차로 옳은 것은?

① 시 · 도지사는 국회의 심의를 거쳐 대통령에게 제출하여야 한다.
② 보건복지부장관은 국회의 심의를 거쳐 대통령에게 제출하여야 한다.
③ 시 · 도지사는 보건복지부장관에게 보고하고 국회에 제출하여야 한다.
④ 시장 · 군수 · 구청장은 시 · 도지사에게 보고하고 보건복지부장관에게 제출하여야 한다.
⑤ 시장 · 군수 · 구청장은 시 · 군 · 구 위원회의 심의를 거쳐 시 · 도지사에게 제출하여야 한다.

12 「지역보건법」상 과태료는 해당 (   )에서 정하는 바에 따라 해당 시장·군수·구청장이 부과·징수한다. (   ) 안의 내용으로 옳은 것은?

① 법률
② 대통령령
③ 보건복지부령
④ 지방자치단체의 규칙
⑤ 지방자치단체의 조례

13 「지역보건법」상 지역보건의료계획을 수립하는 경우에 지역주민의 의견을 수렴하기 위해 의무적으로 공고해야 하는 최소기간은?

① 1주일
② 2주일
③ 1개월
④ 3개월
⑤ 6개월

14 「지역보건법」상 지역보건의료계획에 포함되어야 할 내용으로 옳지 않은 것은?

① 보건의료 수요의 측정
② 보건의료 효율화에 관한 시책 수립
③ 지역보건의료에 관련된 통계의 수집 및 정리
④ 지역보건의료서비스에 관한 장기·단기 공급 대책
⑤ 지역보건의료서비스의 제공을 위한 전달체계 구성 방안

15 「지역보건법」상 지역보건의료기관의 전문인력의 자질 향상을 위하여 필요한 교육훈련을 실시하여야 하는 사람은?

① 대통령
② 구의원
③ 시의원
④ 행정안전부장관
⑤ 보건복지부장관

16 「구강보건법」상 국민구강건강실태조사에서 구강건강상태 조사내용으로 옳은 것은?

① 치주조직건강상태
② 구강보건에 대한 지식
③ 구강보건에 대한 태도
④ 구강보건에 대한 행동
⑤ 그 밖에 구강보건의식에 관한 사항

17 「구강보건법」상 불소용액 양치사업에서 주 1회 양치하는 경우 적정 불소용액의 농도는?

① 0.02%
② 0.05%
③ 0.25%
④ 0.1%
⑤ 0.2%

18 「구강보건법」상 수돗물불소농도조정사업을 시행하고자 할 때 계획에 관한 사항을 일간신문에 공고하여야 하는 최소기간은?

① 1주
② 2주
③ 3주
④ 4주
⑤ 5주

19 「구강보건법」상 학교 구강보건사업에 대한 설명으로 옳은 것은?

① 구강검진 및 치아우식증 치료를 실시하여야 한다.
② 초·중등교육법의 규정에 의한 학교에서만 실시하여야 한다.
③ 세부내용 및 방법 등에 관하여 필요한 사항은 보건복지부령으로 정한다.
④ 보건복지부장관은 학교구강보건사업의 원활한 추진을 위하여 인근 대학에 기술의 협조를 요청할 수 있다.
⑤ 학교 구강보건사업의 원활한 추진을 위하여 그 학교가 있는 지역을 관할하는 보건소에 인력협조를 요청할 수 있다.

20 「구강보건법」상 보건복지부장관이 구강보건사업과 관련되는 인력의 역량강화를 위한 교육훈련을 위탁할 수 있는 전문 관계 기관은?

① 보건소
② 시·도 대학
③ 국립보건원
④ 국립의료원
⑤ 구강보건사업을 하는 법인

치위생학 1

21 하악골 외측면 하악지에서 관찰되는 구조물은?

① 이 공
② 하악저
③ 하악각
④ 이융기
⑤ 치조돌기

22 여러 개의 근육이 모여 있어 입을 가볍게 다물거나 휘파람을 불 수 있게 하는 근육은?

① 협 근
② 소 근
③ 구륜근
④ 구각하체근
⑤ 상순비익거근

23 30세 남성이 하악좌측 제3대구치 턱밑으로 부어오르고 통증이 심하며, 침을 삼키기 힘들어 내원하였다. 추정 가능한 타액선의 특징은?

① 설인신경이 지배한다.
② 타액 분비가 가장 많다.
③ 피막이 존재하지 않는다.
④ 이하선유두에서 개구한다.
⑤ 순수 장액 성분의 타액이다.

24 하악의 개구운동 말기에 작용하는 근육은?

① 교근
② 측두근
③ 외측익돌근
④ 내측익돌근
⑤ 악이복근 전복

25 상악구치부와 상악동에 분포하는 동맥은?

① 접구개동맥
② 하치조동맥
③ 익돌관동맥
④ 대구개동맥
⑤ 후상치조동맥

26 경구개 앞부분, 혀의 몸통, 윗입술, 대부분의 치아에서 유입되는 림프절은?

① 이하림프절
② 악하림프절
③ 이하선림프절
④ 인후두림프절
⑤ 외경정맥림프절

27 상악 제1소구치를 발치할 때 침윤마취를 시행하는 신경은?

① 소구개신경
② 비구개신경
③ 하치조신경
④ 후상치조신경
⑤ 중상치조신경

28 치아와 치아표기법의 연결로 옳은 것은?

① 상악좌측 제1소구치 – 국제치과연맹표기법(FDI system) – 24
② 하악우측 제1소구치 – 사분구획법 – 4
③ 상악우측 제2대구치 – 연속표기법 – 2
④ 하악우측 유절치 – 국제치과연맹표기법(FDI system) – 71
⑤ 상악좌측 유견치 – 연속표기법 – R

29 치아의 상징에 대한 설명으로 옳은 것은?

① 우각상징은 절단연을 기준으로 바라본다.
② 만곡상징은 견치에서 뚜렷하게 나타난다.
③ 치근상징은 치근이 근심측으로 경사진다.
④ 상악 제1소구치의 치근상징은 반대로 나타난다.
⑤ 치경선만곡상징은 순협면에서 볼 때 치관 방향으로 볼록하다.

30 치아와 치근의 연결로 옳은 것은?

① 하악 제1유구치 – 다근치
② 하악 제1소구치 – 복근치
③ 하악 제3대구치 – 다근치
④ 상악 제1소구치 – 복근치
⑤ 상악 제1유구치 – 복근치

31 하악중절치의 특징으로 옳은 것은?
① 3개의 발육구가 존재한다.
② 근원심경이 순설경보다 크다.
③ 근·원심반부가 비대칭적이다.
④ 변연융선의 발육이 두드러진다.
⑤ 근심과 원심의 우각이 모두 직각이다.

32 하악 제2소구치 3교두형의 특징으로 옳은 것은?
① U형 구가 존재한다.
② 근심설면구가 존재한다.
③ 삼각융선이 3개 존재한다.
④ 설측구와 중심소와가 존재한다.
⑤ 연합융선은 약간 원심측에 위치한다.

33 상악 제1대구치에 나타나는 이상결절의 위치는?
① 원심면
② 협면구 종지부
③ 근심교합면 변연융선
④ 근심설측교두의 설면
⑤ 원심설측교두와 원심교두 사이

34 상악 제1대구치에 대한 설명으로 옳은 것은?
① 근심협측근의 크기가 가장 크다.
② 원심설측교두에 삼각융선이 있다.
③ 5개의 교두와 2개의 치근이 있다.
④ 중심구, 협측구, 설측구가 존재한다.
⑤ 협측에 있는 교두가 기능교두의 역할을 한다.

35 이차구개 형성에 관여하는 것은?
① 구개돌기
② 상악돌기
③ 전상악돌기
④ 내측비돌기
⑤ 외측비돌기

36 상피조직의 특징으로 옳은 것은?
① 혈관이 분포되어 있다.
② 세포끼리 결합력은 약하다.
③ 세포사이조직액이 매우 많다.
④ 보호, 흡수, 분비, 감각 기능을 한다.
⑤ 우리 몸에서 가장 큰 비중을 차지한다.

37 법랑기(치아기)가 관찰되는 시기는?
① 개시기
② 뇌상기
③ 모상기
④ 종상기
⑤ 모든 시기

38 헤르트비히 상피근초의 역할은?
① 치경고리를 구성한다.
② 치관 형성 전에 상아질을 분화시킨다.
③ 치아주머니에서 상아모세포를 형성한다.
④ 치근단 부위 백악질의 형성을 유도한다.
⑤ 치근의 형태와 방향을 결정하고 치근상아질을 유도한다.

39 다음이 설명하는 것은?

- 법랑질의 성장선에 해당한다.
- 법랑모세포가 1~2주 동안 형성한 법랑질의 양이다.
- 횡단면에서는 나이테처럼 보인다.

① 신생선
② 횡선문
③ 주파선조
④ 슈레거띠
⑤ 레찌우스선

40 다음 특징이 나타나는 구강점막은?

- 점막하조직이 있어 근육을 덮는다.
- 발음, 저작, 연하동작이 필요한 부위에 존재한다.
- 3개 세포층이 존재한다.

① 구강저
② 경구개
③ 혀유두
④ 혀배면
⑤ 부착치은

41 석회화의 정도가 높고 고도로 광화되어 있는 상아질은?
① 일차상아질
② 구간상아질
③ 관주상아질
④ 관간상아질
⑤ 경화상아질

42 염증의 증상으로 모세혈관의 투과성 증가로 조직 내 삼출물을 형성하는 것은?
① 누 출
② 발 열
③ 종 창
④ 확 산
⑤ 기능장애

43 당뇨병이나 류마티스 관절염 등 만성질환자가 면역력이 저하되었을 때 구강 내 정상상 재균총의 분포 비율 변화로 발생하는 질환은?
① 구순포진
② 대상포진
③ 구강결핵
④ 칸디다증
⑤ 방선균증

44 다음에 해당하는 질환은?

- 치아기(법랑기)에서 유래하는 양성상피성종양이다.
- 남자보다 여자에게 많이 발생한다.
- 상악전치부에서 빈발하고, 매복치를 수반하고 있다.

① 골 종
② 치아종
③ 치성섬유종
④ 선양치성종양
⑤ 석회화상피성치성종양

45 법랑기에서 유래하는 양성상피성종양으로 방사선 사진상에서 다방성 비누거품 모양의 방사선 투과상으로 나타나는 종양은?

① 치아종
② 백악모세포종
③ 선양치성종양
④ 석회화치성낭
⑤ 법랑모세포종

46 다음 설명에 해당하는 질환은?

- 치아우식증, 치수염에 의해 발생한다.
- 말라세즈 상피세포잔사로부터 발생한다.
- 낭 안에 콜레스테롤 액이 존재한다.

① 치근단낭
② 치근단육아종
③ 만성치근단농양
④ 급성치근단농양
⑤ 만성궤양성치수염

47 급성치관주위염으로 발열과 통증이 있는 환자에게 가장 먼저 시행해야 하는 처치는?

① 절개한다.
② 스케일링을 한다.
③ 항생제를 처방한다.
④ 수술 후 2일간 온찜질한다.
⑤ 항세균 용액으로 양치한다.

48 치수괴사에 대한 설명으로 옳은 것은?

① 연관통이 없다.
② 누우면 통증이 감소한다.
③ 자극에 의해 통증이 발생한다.
④ 자극을 제거하면 통증이 사라진다.
⑤ 열음식에 초기에 반응하나 후기에 거의 동통이 없어진다.

49 골격근에 대한 설명으로 옳은 것은?

① 근육섬유다발이 근절을 이룬다.
② 마이오신은 Z선 사이를 연결한다.
③ A대는 근수축 시 길이가 짧아진다.
④ 근수축 시 ATP가 마이오신 머리 부위에 결합한다.
⑤ 마이오신이 액틴필라멘트 사이로 들어가며 근수축이 된다.

50 타액의 성분 중 세균의 발육과 성장을 억제하는 것은?

① 뮤 신
② Ig A
③ 락토페린
④ 라이소자임
⑤ 타액단백질

51 혈액응고 단계에서 섬유소원(fibrinogen)을 섬유소(fibrin)로 활성화시키는 것은?

① 칼 슘
② 이 온
③ 트롬빈
④ 헤파린
⑤ 트롬보키나아제

52 뇌하수체 후엽에서 분비되며, 신장에서 수분을 재흡수시켜 요량을 감소시켜주는 호르몬은?

① 티록신
② 옥시토신
③ 프로락틴
④ 항이뇨호르몬
⑤ 황체형성호르몬

53 치근상아질 전체를 감싸고, 뼈의 구조와 유사하나 혈관이 없는 조직은?

① 치 수
② 백악질
③ 치주인대
④ 지지치조골
⑤ 고유치조골

54 치수와 치주인대에 존재하는 감각으로 구심성 신경흥분이 중추에 전달되어 발생되는 감각은?

① 압 각
② 연관통
③ 치수감각
④ 위치감각
⑤ 온도감각

55 다음이 설명하는 것은?

- 치아 교합면에 가해지는 힘이다.
- 구치부에서 가장 강하다.
- 남녀 모두 20대일 때 최대치이다.

① 저작력
② 교합력
③ 개구반사
④ 하악반사
⑤ 폐구반사

56 진핵세포의 구조를 가지고 균교대증이나 기회감염을 일으키는 미생물은?

① *Candida albicans*
② *Treponema pallidum*
③ *Streptococcus mutans*
④ *Lactobacillus acidophilus*
⑤ *Porphyromonas gingivalis*

57 B-림프구에 대한 설명으로 옳은 것은?

① 세포매개 면역을 담당한다.
② 항체를 생성하는 세포로 면역반응 특이성에 기여한다.
③ 선천면역에서 중요한 역할을 하는 큰 과립 림프구이다.
④ 말초혈액 백혈구 중 40~70%를 차지하며, 포식작용을 한다.
⑤ 즉시 과민반응에 작용하며 기생충을 제거해 감염을 방어한다.

58 세균의 세포벽 합성을 저해하여 항생효과를 일으키는 약물은?

① 세펨계
② 이미다졸류
③ 아미노당류
④ 마크로라이드계
⑤ 테트라사이클린계

59 다음이 설명하는 것은?

- 타액의 항미생물 효과를 일으킨다.
- 세균의 발육을 저해한다.
- 세균의 세포벽을 용해시킨다.

① Ig A
② Ig M
③ 락토페린
④ 페록시다아제
⑤ 라이소자임(용해소체)

60 60대 남성이 오른쪽 볼에만 국한되어 수포가 발생하고, 매우 통증이 강하게 느껴지는 상태로 내원하였을 때 의심 가능한 감염원인은?

① *Coxsackie virus*
② *Human herpes virus*
③ *Actinomyces israelii*
④ *Varicella - zoster virus*
⑤ *Human immunodeficiency virus(HIV)*

61 치과위생사 면허제도가 도입되고 최초로 치위생사 교육이 시작된 시기는?

① 구강보건여명기
② 구강보건태동기
③ 구강보건발생기
④ 구강보건성장기
⑤ 전통구강보건기

62 치주병은 사춘기 아동에서 빈발하며, 상악전치부 외상빈도율은 여성보다 남성이 더 높았다. 이때의 역학현상은?

① 시간적 현상
② 환경적 현상
③ 생체적 현상
④ 계절적 현상
⑤ 추세변화

63 학교구강관리 중 적은 노력으로 가장 큰 효과를 볼 수 있으며 약간의 교육훈련을 받은 비전문가도 관리가 가능하며 주기적으로 실시하는 것은?

① 불소도포사업
② 집단칫솔질사업
③ 수돗물불소화사업
④ 불소용액양치사업
⑤ 계속구강건강관리사업

64 지역사회구강보건사업을 기획할 때 외부와의 소통이 어렵고 주민의 요구로 반영되는 기획은?

① 구강보건활동기획
② 전체구강보건사업기획
③ 공동구강보건사업기획
④ 하향식구강보건사업기획
⑤ 상향식구강보건사업기획

65 불화수소, 염소, 염화수소, 양잿물을 취급하는 근로자에게 나타날 가능성이 높은 구강증상은?

① 구강암
② 치주질환
③ 치아우식증
④ 치아부식증
⑤ 치아마모증

66 예방지향적 포괄구강진료에 대한 설명이 <u>아닌</u> 것은?

① 치아의 보존이 매우 중요하다.
② 지역사회구강보건과 연계된다.
③ 구강질병을 가능한 한 예방한다.
④ 구강병을 일찍 발견하여 치료한다.
⑤ 회복된 구강건강수준을 가급적 유지한다.

67 중·고등학생의 구강보건관리의 특징으로 옳은 것은?

① 혼합치열기로 치은염이 시작된다.
② 외상으로 인한 치아손상 우려가 있다.
③ 불소복용의 상대적 중요도가 가장 높다.
④ 전문가 예방처치의 상대적 중요도가 가장 낮다.
⑤ 치아우식 경험률은 증가하고, 치주질환 유병률은 감소한다.

68 구강보건사업의 평가원칙으로 적절하지 않은 것은?
① 계속해서 평가한다.
② 가능한 한 객관적이어야 한다.
③ 단기효과와 장기전망으로 구분한다.
④ 불명확한 평가목표에 따라 평가한다.
⑤ 계획에 관여한 사람, 수행에 참여한 사람, 평가에 영향을 받을 사람이 참여한다.

69 공중구강보건사업의 특성으로 옳은 것은?
① 치료 위주 사업이다.
② 분업방식으로 전개된다.
③ 응급 환자만 대상으로 한다.
④ 복합사업으로 전개되지 않는다.
⑤ 건강한 사람은 포함하지 않는다.

70 임산부구강건강교육에 포함되는 교육은?
① 콜라 섭취를 권장한다.
② 카페인 섭취를 권장한다.
③ 탄수화물 섭취를 제한한다.
④ 임신기간 내내 치료 가능하다.
⑤ 영유아구강보건교육을 시행한다.

71 주민구강보건의식을 조사하는 지역사회 실태조사 분류로 옳은 것은?
① 환경조건
② 사회제도
③ 인구실태
④ 지리적 실태
⑤ 구강보건실태

72 면접 등 전문적인 기술이 필요 없으며, 한 번에 광범위한 사람을 대상으로 조사할 수 있는 조사법은?
① 대화조사법
② 관찰조사법
③ 사례분석법
④ 기존열람법
⑤ 설문조사법

73 몇 년째 수돗물불소농도조정사업을 실시하고 있는 지역의 조사 결과 반점치 발생이 적으며, 건강상의 문제가 없다. 이때 수돗물불소농도조정사업의 특성에 해당하는 것은?
① 용이하다.
② 안전하다.
③ 공평하다.
④ 효과적이다.
⑤ 경제적이다.

74 어떤 환자의 구강검진 결과 스케일링과 2개의 충치치료, 1개의 보철치료가 필요하다. 그날 2개의 충치치료만 시행하고 다음 내원 시 스케일링을 예약하고 돌아갔다. 이때 스케일링이 속하는 것은?
① 구강진료필요
② 구강진료가수요
③ 구강보건진료수요
④ 상대구강진료필요
⑤ 절대구강진료필요

75 혼합구강보건진료제도의 특징은?
① 국민의 진료선택 자유권이 보장된다.
② 구강진료자원이 소득계층별 편재된다.
③ 생산자나 진료기관 모두 국민의 선택권이 없다.
④ 의료서비스 질적 수준이 낮고 양적 내용이 빈약하다.
⑤ 구강진료 소비자와 생산자 사이에 가장 영향력 있는 조정자로 정부가 개입한다.

76 환자는 보철치료를 위해 병원에 내원하였다. 이때 환자는 상담을 통해 구강진료의 수가에 대해 문의할 수 있다. 이때 구강보건소비자의 권리는?
① 개인비밀보장권
② 구강보건진료선택권
③ 구강보건의사반영권
④ 구강보건진료정보입수권
⑤ 안전구강보건진료소비권

77 구강보건진료전달체계 중 1차 구강보건진료의 특징은?
① 지역사회 외부에서 전달되어야 한다.
② 특정 지역사회개발사업의 일환으로 전달된다.
③ 지역사회주민의 자발적인 참여만으로 전달된다.
④ 가급적 기존 민간구강진료자원을 최대한 활용한다.
⑤ 특정 국민에게 가급적 양질의 구강진료를 제공한다.

78 급성치수염과 같이 통증이 심하고 생명을 위태롭게 할 수 있는 상황에서 환자에게 전달하여야 하는 구강보건진료는?
① 일상구강보건진료
② 응급구강보건진료
③ 급성구강보건진료
④ 일반구강보건진료
⑤ 전문구강보건진료

79 공공부조의 특징은?
① 사회정책을 위한 보험이다.
② 보험료를 징수하여 재원을 충당한다.
③ 조세를 중심으로 하는 일반재정수입을 이용한다.
④ 국민의 최고생활을 보장하고 자립을 지원하는 제도이다.
⑤ 위험에 대하여 일시에 과중한 부담을 사전에 준비하는 것으로 강제적용이다.

80 구강진료의 편재화 현상과 사치화 현상이 나타날 수 있는 구강진료비 조달제도는?

① 각 자
② 집 단
③ 정 부
④ 행위별
⑤ 인두당

81 현대구강보건진료제도의 요건은?

① 구강보건진료 자원이 균등하게 분포되어야 한다.
② 응급구강진료제도를 활용할 수 있어야 한다.
③ 구강보건진료 소비자는 지역주민이어야 한다.
④ 치료중심 위주의 구강보건진료를 제공해야 한다.
⑤ 절대구강보건진료필요를 모두 해결할 수 있어야 한다.

82 구강보건정책 결정과정에서 투표에 참여하고 이익집단의 형성과 활동에 참여할 수 있는 자는?

① 정 당
② 국회의원
③ 일반국민
④ 이익집단
⑤ 전문가집단

83 구강건강실태조사 시 조사승인 취득과 예정표를 작성한 후 과정은?

① 표본추출
② 조사대 편성
③ 본조사 준비
④ 조사목적 설정
⑤ 조사요원 교육훈련

84 구강건강실태조사 시 치아우식으로 인해 크라운 치료를 하기 전 인공치관을 장착한 치아의 분류법은?

① 우식치아
② 전색치아
③ 우식경험충전치아
④ 우식경험상실치아
⑤ 우식비경험처치치아

85 구강환경지수(OHI) 산출지수에 대한 설명으로 옳은 것은?

① 최대 점수는 30점이다.
② 6개 치아를 대상으로 한다.
③ 5부위로 나누어서 기록한다.
④ 외인성 착색이 2/3 이상 덮혀 있을 경우 2점으로 표기한다.
⑤ 치경부 1/3 이내 부위에 치은연상치석 존재 시 1점으로 표기한다.

86 제시된 자료를 통해 나타난 우식경험영구치지수(DMFT index)로 옳은 것은?

- 전체 피검자수 : 280명
- 전체 검사치아수 : 1,000개
- 충전영구치수 : 250개
- 우식영구치수 : 100개
- 우식경험 상실치아수 : 70개

① 0.42
② 1.25
③ 1.5
④ 4.2
⑤ 42

87 주어진 자료를 통해 알 수 있는 제1대구치 건강도는?

- 상악우측 제1대구치 : 1치면 우식
- 상악좌측 제1대구치 : 3치면 충전
- 하악우측 제1대구치 : 우식으로 인해 상실
- 하악좌측 제1대구치 : 정상

① 26.0
② 26.5
③ 27.0
④ 27.5
⑤ 28.0

88 하악우측 제1대구치의 구강환경상태 검사 결과다. 구강환경지수(OHI)는?

협면	• 음식물잔사 + 착색 치면 1/3 이하 • 치은연상치석 치경부 1/3 존재
설면	• 음식물잔사 치면 2/3 이하 덮음 • 치은연상치석 치경부 2/3 존재 • 치은연하치석 점상으로 존재

① 3
② 4
③ 5
④ 6
⑤ 8

89 상악 6전치 반점도 검사 결과이다. 개인의 반점도는?

- 경도 반점치아 : 2개
- 경미도 반점치아 : 2개
- 반점의문 치아 : 1개
- 정상 치아 : 1개

① 0
② 1
③ 2
④ 4
⑤ 6

90 개량구강환경관리능력지수(PHP-M index)에 대한 설명으로 옳은 것은?

2	2	3
4	3	3

① 구강 내 잔존하는 모든 치아를 대상으로 한다.
② 치면세균막 부착 시 1점, 미부착 시 0점으로 평가한다.
③ 삼분악에 한 개 치아만 있는 경우 인접 삼분악에 포함한다.
④ 한 치아를 근심, 원심, 순(협)면, 설(구개)면 4면으로 구분한다.
⑤ 음식잔사와 치석이 치아 표면에 부착되어 있는 정도를 구강환경상태로 표시한다.

91 다음의 교육목표를 교육학적으로 분류할 때 옳은 것은?

> 학습자는 치아가 부러졌을 때 대처방법을 설명할 수 있다.

① 지적-암기
② 지적-판단
③ 정의적 영역
④ 정신운동영역
⑤ 지적-문제해결

92 학습자에게 경험을 부여하고 관찰과 모방을 통해 지식을 습득하는 교육방법은?

① 시범
② 강의법
③ 상황학습
④ 배심토의법
⑤ 문제중심학습

93 구강보건행동 유발과정 중 맨 처음으로 이루어져야 하는 단계는?

① 관심
② 이해
③ 참여
④ 적응
⑤ 행동

94 다음의 내용에서 밑줄 부분에 해당하는 것은?

> ○○ 씨는 평소 치아색이 어두워 고민하던 중 치아미백 50% 할인이라는 광고를 보고 △△치과를 찾아갔다.

① 욕구
② 충동
③ 유인
④ 동기
⑤ 동인

95 다음에서 설명하는 것은?

> - 교육활동에 필요한 일련의 사항을 학습자에게 조직적으로 제공하기 위하여 사용되는 모든 통신이다.
> - 인적자원, 학습내용, 학습환경, 시설 및 각종의 기자재를 모두 포함한다.

① 교육방법
② 교육매체
③ 교육공학
④ 교육경험
⑤ 교육과정

96 40대 여성 10명을 대상으로 양치법을 교육하려고 한다. 이때 가장 유용한 교육매체는?
① 실 물
② 모 형
③ 칠 판
④ 융 판
⑤ 실물환등기

97 구강진료실에서의 동기유발과정 중 ( ) 안의 단계의 알맞은 내용은?

> 욕구확인 – 동기유발 – ( ) – 계속유지관리

① 계속관리
② 칫솔질 후 평가
③ 환자의 요구파악
④ 환자의 심리적 안정
⑤ 주기적인 구강보건교육

98 교육과정 중에서 교육목표 설정 후 해야 할 것은?
① 교육평가
② 교육내용의 선정
③ 교육경험의 선정
④ 교수–학습의 실제
⑤ 교육내용과 경험의 조직

99 환자교육 개발과정 순서로 옳은 것은?

> 가. 교육목적 및 목표 설정
> 나. 의견교환 및 토의 통일
> 다. 교육자료 준비
> 라. 교육프로그램 설계
> 마. 교육평가방법 결정
> 바. 교육과정과 내용에 대한 책임소재 결정

① 가 → 나 → 다 → 라 → 마 → 바
② 가 → 다 → 라 → 마 → 나 → 바
③ 가 → 라 → 다 → 마 → 바 → 나
④ 가 → 라 → 다 → 바 → 마 → 나
⑤ 가 → 마 → 바 → 나 → 다 → 라

100 적은 노력으로 구강보건교육의 효과가 가장 크며, 광범위한 여론을 형성할 수 있는 방법은?
① 직접구강보건교육
② 구강보건심포지엄
③ 가정구강보건교육
④ 대중구강보건교육
⑤ 일방향구강보건교육

2교시

짝수형

치과위생사 실전동형
봉투모의고사 제2회

| 응시번호 | | 성 명 | |

본 시험은 각 문제에서 가장 적합한 답 하나만 선택하는 최선답형 시험입니다.

〈 유의사항 〉

○ 문제지 표지 상단에 인쇄된 문제 유형과 본인의 응시번호 끝자리가 일치하는지를 확인하고 답안카드에 문제 유형을 정확히 표기합니다.
  • 응시번호 끝자리 홀수 : 홀수형 문제지
  • 응시번호 끝자리 짝수 : 짝수형 문제지
○ 종료 타종 후에도 답안을 계속 기재하거나 답안카드의 제출을 거부하는 경우 해당 교시의 점수는 0점 처리됩니다.
○ 응시자는 시험 종료 후 문제지를 가지고 퇴실할 수 있습니다.

치위생학 2

01 구강병 진행과정에서 질환기에 해당하는 것은?
① 치아발거, 불소도포
② 식이조절, 치은염 치료
③ 치은염 치료, 임플란트
④ 치면세마, 정기구강검진
⑤ 부정교합 차단, 근관충전

02 치아우식을 일으키는 발병요인 중 숙주요인을 차단하여 치아우식을 예방하는 방법은?
① 칫솔질
② 식이조절법
③ 치면열구전색법
④ 항생제 배합 세치제 사용
⑤ 비타민 K 배합 껌 저작법

03 3개 이상 치아에 다발성으로 치아우식이 생긴 15세 청소년 환자가 내원하여 상담을 받았을 때 치아우식 예방을 위해 가장 먼저 시행해야 하는 것은?
① 불소도포
② 치면세마
③ 식이조절
④ 항생제 복용
⑤ 치면열구전색

04 치면세균막의 세균부착기구에 대한 설명으로 옳은 것은?
① 뮤탄은 세균의 에너지원으로 사용된다.
② 부착소는 당단백질의 단백질 성분에 결합된다.
③ GT-ase(소수체)는 치면세균막 형성 초기에 주로 작용한다.
④ 글루칸은 세균이 획득피막에 부착하고 고정하는 역할을 한다.
⑤ 칼슘결합은 세균표면과 양전하를 띠는 획득피막 사이에 위치한다.

05 다음 환자에게 적용하기 적합한 구강보조용품은?

- 최후방 구치의 관리
- 고정성 교정장치와 호선 주위 청결
- 노출된 치근이개부

① 치 실
② 치실고리
③ 치간칫솔
④ 첨단칫솔
⑤ 구강양치액

06 치실의 양중지 사용법에 대한 설명으로 옳은 것은?
① 치실은 20cm 정도로 잘라 준비한다.
② 초보자는 왁스가 없는 치실을 사용한다.
③ 실제 적용될 치실이 2~2.5cm 되도록 잡는다.
④ 치은열구는 근·원심중 한 방향으로만 들어간다.
⑤ 접촉면은 힘있게 한 번에 들어가 치은연상 부위에 적합한다.

07 상하쓸기동작으로 하는 칫솔질은?

① 횡마법, 바스법
② 바스법, 회전법
③ 횡마법, 스틸맨법
④ 묘원법, 와타나베법
⑤ 회전법, 개량차터스법

08 다음 환자에게 적용해야 하는 칫솔질은?

- 하악우측 제2대구치에 임플란트 보철
- 상악구치부에 가공의치 보철
- 인공치 기저부와 임플란트 주위 치면세균막 관리 불량

① 회전법
② 묘원법
③ 바스법
④ 차터스법
⑤ 와타나베법

09 구강환경관리능력지수를 측정하였을 때 부착치면 점수가 15점이라면 개인의 구강환경관리능력 판정은?

① 매우양호
② 양 호
③ 보 통
④ 불 량
⑤ 매우불량

10 불화나트륨에 대한 설명으로 옳은 것은?

① 불소겔 도포에 적합하다.
② 무색, 무취, 무자극성이다.
③ 농도는 1.23%로 사용한다.
④ pH 2.4~2.8로 산성을 띤다.
⑤ 사용할 때마다 즉시 제조한다.

11 치면열구전색 과정에서 전색제 도포 직전의 술식은?

① 산부식
② 물세척
③ 광조사
④ 치면연마
⑤ 치면건조

12 치면열구전색을 시행할 때 유지력이 가장 좋은 치아는?

① 교모가 있는 치아
② 와동이 형성된 치아
③ 치면건조가 가능한 치아
④ 교합면에 큰 수복물이 있는 치아
⑤ 넓고 얕은 소와열구를 가진 치아

13 치아우식 유발지수를 산출하는 지표이며, 음식에 함유된 당분의 양을 구하는 지표는?

① 점착도
② 섭취량
③ 전당량
④ 산성도
⑤ 물리적 성상

14 다음 내용이 포함되어야 하는 식이조절 과정은?

- 가능한 한 1일 음식물 섭취횟수를 3회 정규식사로 한정한다.
- 단백질과 인이 다량 함유된 보호식품 섭취를 권장한다.
- 우식성 식품의 섭취를 금지시킨다.

① 식이조사
② 식이분석
③ 식이상담
④ 식단처방
⑤ 식이회상

15 구강 내 포도당잔류시간 검사 방법으로 옳은 것은?

① 자극성 타액을 시험관에 수집한다.
② 자극성 타액을 증류수와 비교한다.
③ 배양기에 넣어 집락을 확인한다.
④ pH 5.0이 될 때까지 0.1N 유산용액을 떨어트린다.
⑤ tes-tape를 이용해 3분 간격으로 타액을 접촉시킨다.

16 다음 치아우식 발생요인 검사의 결과에 따라 가장 먼저 조절해야 할 요인은?

- 자극성 타액 : 10mL/ 5분
- 타액점조도 : 1.4
- 타액완충능 : 5방울
- 스나이더 검사 : 72시간 후 녹색
- 연쇄상구균 : 5만

① 타액분비율
② 타액점조도
③ 타액완충능
④ 구강내산생성균
⑤ 연쇄상구균활성도

17 시린 증상을 호소하는 60대 남성 환자의 검사 결과, 치주조직은 건전하나 구치부에 탈회된 치아들과 치경부마모가 있는 치아들이 있을 때 시행해볼 수 있는 처치는?

① 치면세마
② 교합조정
③ 우식치료
④ 불소바니쉬
⑤ 치은이식술

18 와타나베 칫솔질 방법에 대한 설명으로 옳은 것은?

① 변형펜잡기법으로 칫솔을 잡는다.
② 평행한 두줄모 칫솔을 사용한다.
③ 배우고 적용하기 쉬운 칫솔질이다.
④ 전치부는 치아장축에 30°로 적용한다.
⑤ 평활면 치면세마에 효율적인 방법이다.

19 치은연하치석에 대한 설명으로 옳은 것은?

① 타액으로부터 기원된다.
② 색깔은 회색, 백색을 띤다.
③ 치면건조 시 더 눈에 잘 띈다.
④ 상악구치부 협면에서 주로 관찰된다.
⑤ 부식돌같이 단단하여 치밀도가 높다.

20 다음과 같은 특징을 가진 40세 남성 환자의 치주치료에 사용하기에 적합한 기구는?

- 흡연 환자
- 치주낭이 6mm 이상으로 좁고 깊음
- 치근분지부까지 치주낭이 깊음

① 시클스케일러
② 유니버셜큐렛
③ 호스케일러
④ 치즐스케일러
⑤ 미니-파이브큐렛

21 파일스케일러에 대한 설명으로 옳은 것은?

① 기구는 펜잡기법으로 잡는다.
② 인접면에 적용하기 용이하다.
③ 당기고 미는 동작으로 제거한다.
④ 한 개의 절단날로 치석을 제거한다.
⑤ 경부가 치아장축에 직각이 되도록 한다.

22 치과위생사 A 씨가 환자의 상악좌측 최후방 구치의 원심면의 부착물을 검사하기 위한 구강검사 방법은?

① 타 진
② 투 조
③ 간접 시진
④ 직접 시진
⑤ 전기치수검사

23 10세 여아의 구강 내를 관찰한 결과, 치은연에 가벼운 착색과 치면세균막이 있으며, 하악전치부 설면에 약간의 치은연상치석이 있다. 이 여아의 대상자 분류로 옳은 것은?

① Class C
② Class Ⅰ
③ Class Ⅱ
④ Class Ⅲ
⑤ Class Ⅳ

24 치근활택술 이후 주의사항으로 옳은 것은?

① 찬 음식 위주로 먹는다.
② 물 사출기를 이용하여 매 양치 시 세정한다.
③ 당분간 자극적이거나 단단한 음식은 삼가도록 한다.
④ 시술 당일부터 치간칫솔로 치간 사이를 깨끗이 한다.
⑤ 통증을 느끼는 경우 알코올 성분의 구강세정제로 자주 양치한다.

25 다음의 특징이 있는 부착물은?

- 연마제로 활택하며 피막은 제거되나 수분 내에 재형성된다.
- 타액으로부터 형성된 당단백질이 가장 먼저 치면에 흡착되면서 발생한다.
- 치은 주변에서 두껍게 형성하며, 세균이 없다.

① 백 질
② 착색물
③ 치면세균막
④ 음식물 잔사
⑤ 후천성 얇은 막

26 나이에 관계 없이 구강위생에 소홀히 했을 경우 발생하며, 음식물에 의해 생성되는 착색물은?

① 황색 착색
② 갈색 착색
③ 검은색 착색
④ 초록색 착색
⑤ 메탈릭 착색

27 하악전치부의 치석을 제거할 때 진료효율을 높이기 위한 방법으로 옳은 것은?

① 환자의 등받이는 바닥과 20°가 되게 한다.
② 환자의 심장이 머리보다 높게 위치시켜야 한다.
③ 구강과 조명등과의 거리는 80~100cm로 조절한다.
④ 조명등은 환자의 가슴 위에서 구강을 향게 비춘다.
⑤ 환자의 상악전치부 순면이 바닥과 평행이 되게 조절한다.

28 치주낭측정기의 사용법으로 옳은 것은?

① walking motion으로 한다.
② 치아의 장축에 수직으로 삽입한다.
③ tip의 끝면이 치면에 접촉되도록 한다.
④ 변연치은연부터 유리치은구까지 측정한다.
⑤ 큰 치석이 있을 경우 기구를 치석 위로 통과시켜 측정한다.

29 기구연마 시 윤활제의 역할에 대한 설명으로 옳은 것은?

① 마찰열 감소
② 동작에 제한을 둠
③ 기구의 마모 촉진
④ 연마석의 유리화 촉진
⑤ 스톤의 소독된 상태 유지

30 교모가 있는 대구치의 진료기록부 표시로 옳은 것은?

① att   ② G.cr
③ R/F   ④ FD
⑤ R.R

31 노인의 치면세마에 대한 설명으로 옳은 것은?

① 시술 전 환자교육이 필요하다.
② 마스크를 착용한 상태로 대화한다.
③ 시술 중 전신건강 상태를 파악한다.
④ 크고 단단한 치석은 한 번에 제거한다.
⑤ 치근 노출 시 시린 부분은 국소마취 후 진행한다.

32 치과진료기록 시 증상과 기호가 옳은 것은?

① cervical abrasion - Abr
② bridge crown - □
③ interdental space - ▼
④ missing tooth - ///
⑤ semi eruption tooth - //

33 기구별 작동부(working end)의 형태로 옳은 것은?

① 탐침은 둥근 형태의 끝으로 되어 있다.
② 치주낭측정기는 뾰족한 끝으로 되어 있다.
③ 그레이시큐렛은 막대 형태로 끝이 둔하다.
④ 일반큐렛은 둥근 형태의 끝으로 되어 있다.
⑤ 씨클스케일러는 둥근 형태의 끝으로 되어 있다.

34 술자 보호를 위한 감염방지법에 대한 설명으로 옳은 것은?

① 손 세척 시 액체비누를 이용해 닦는다.
② 진료 후 기구 세척 때까지 장갑을 벗지 않는다.
③ 안면보호대는 눈만 가릴 정도의 크기면 적당하다.
④ 진료 시 소매가 짧은 옷이 교차감염을 줄일 수 있다.
⑤ 손 씻기는 손목에서 손가락 끝으로 물을 흘러내리게 한다.

35 멸균법에 대한 설명으로 옳은 것은?

① 건열멸균법은 멸균시간이 짧다.
② EO가스멸균법은 증류수가 필요하다.
③ 열전도멸균법은 3시간 동안 멸균한다.
④ 고압증기멸균법은 기구의 부식이 일어나지 않는다.
⑤ 불포화화학증기멸균법은 별도의 환기 과정이 필요하다.

36 초음파치석제거기의 장점이 아닌 것은?

① 항균효과가 있다.
② 살균효과가 있다.
③ 치유가 촉진된다.
④ 시술시간이 단축된다.
⑤ 감염관리에 제한적이다.

37 연마석 고정법에 대한 설명이 아닌 것은?

① 연마석을 경사지게 한다.
② pull&push stroke를 한다.
③ 기구는 손바닥잡기법으로 잡는다.
④ 내면과 연마석의 각도는 100~110°를 유지한다.
⑤ 당기는 기구로 연마 시 하방동작으로 마무리한다.

38 당뇨병 환자의 치면세마에 대한 설명으로 옳지 않은 것은?

① 환자 자세를 경사 자세로 한다.
② 혈당조절이 안 되면 치료를 연기한다.
③ 시술 중 저혈당 증상 발생 시 당분을 섭취하게 한다.
④ 가능하면 아침식사와 약 복용 후 오전 시간에 진료한다.
⑤ 시술 시 심리적 스트레스로 인슐린 요구량이 증가될 수 있다.

39 엑스선과 가시광선을 비교했을 때 엑스선만 가지는 특징은?

① 직진한다.
② 물체의 음영을 투사한다.
③ 1초당 약 30만km 전파한다.
④ 파장이 짧아 물질을 투과한다.
⑤ 필름에 대해 감광작용을 한다.

40 다음이 설명하는 것은?

- X선관 내부의 구조물이다.
- 불필요한 장파장의 광자를 흡수한다.
- 관전압이 높아지면 두꺼운 알루미늄을 사용한다.

① 시준기
② 구리동체
③ 부가여과기
④ 텅스텐필라멘트
⑤ 몰리브덴집속컵

41 X선 강도와 거리의 관계에 대한 설명으로 옳은 것은?

① 타겟과 조사통의 거리가 멀수록 강도 증가
② 타겟과 피사체의 거리가 멀수록 강도 감소
③ 타겟과 필름의 거리가 멀수록 강도 감소
④ 피사체와 타겟의 거리가 가까울수록 강도 감소
⑤ 피사체와 필름의 거리가 가까울수록 강도 증가

42 다음이 설명하는 X선속을 조절하는 요인은?

- X선 발생량과 정비례한다.
- 필라멘트의 온도를 조절한다.
- 열전자의 양에 직접적인 영향을 미친다.

① 타 겟
② 관전류
③ 관전압
④ 집속컵
⑤ 노출시간

43 방사선 사진촬영 시 물체의 외형을 정확하게 재현하기 위한 방법으로 옳은 것은?

① 초점의 크기를 크게 한다.
② 환자의 움직임을 최소화한다.
③ 초점과 피사체의 거리를 감소시킨다.
④ 필름과 피사체의 거리를 증가시킨다.
⑤ 할로겐화은 크기가 큰 필름을 선택한다.

44 X선 사진상 흑화도에 영향을 주는 요인에 대한 설명으로 옳은 것은?

① 관전류가 클수록 감소한다.
② 현상시간이 짧을수록 증가한다.
③ 노출시간이 짧을수록 증가한다.
④ 물체의 밀도가 낮을수록 감소한다.
⑤ 물체의 두께가 두꺼울수록 감소한다.

45 엑스선 영상에서 방사선 투과성으로 나타나는 치아와 주위 구조물은?

① 치수, 상아질
② 법랑질, 치조정
③ 치조골, 백악질
④ 치수, 치주인대강
⑤ 치조백선, 백악질

46 하악전치부 치근단 촬영에서 나타나는 방사선 불투과성 구조물은?

① 이공, 이극
② 이융선, 설공
③ 영양관, 이공
④ 이극, 이융선
⑤ 설공, 악설골융선

47 다음 상황에서 필요한 방사선 촬영법은?

- 인레이 적합도 평가
- 치수강 검사
- 인접면 우식 평가

① 등각촬영
② 교익촬영
③ 교합촬영
④ 직각촬영
⑤ 파노라마 촬영

48 소아 환자의 구내 방사선사진 촬영에 대한 설명으로 옳은 것은?

① 저감광도의 필름을 사용한다.
② 촬영법은 평행촬영법을 권장한다.
③ 하악은 일반 성인용 필름을 선택한다.
④ 전악구내필름은 혼합치열기에 14장을 사용한다.
⑤ 10세 이하의 소아 환자는 노출량을 25% 감소한다.

49 파노라마 촬영 시 상층이 가지는 의미는?

① 역V자 상이 나오는 것을 방지한다.
② 촬영 중 머리의 움직임을 방지한다.
③ 프랑크포트면이 바닥과 평행하도록 조절한다.
④ 정중시상면을 바닥과 수직인 위치로 조절한다.
⑤ 구조물이 명확하게 나타나는 부위에 해당한다.

50 직접 디지털영상획득장치에 대한 설명으로 옳은 것은?
① 영상판이 필름처럼 유연하다.
② 전선 없이 촬영하기 용이하다.
③ 영상 획득 후 스캔한 뒤에 확인한다.
④ 노출량은 일반 필름 촬영에 비해 크다.
⑤ 일반 필름촬영에 비해 감염 방지가 취약하다.

51 평행촬영 시 장조사통을 사용하는 이유는?
① 관전압을 증가시키기 위해
② 노출시간을 감소시키기 위해
③ 시준할 수 있는 X선을 조절하기 위해
④ 물체에 전해지는 장파장을 제거하기 위해
⑤ 물체와 필름의 증가된 거리를 보상하기 위해

52 상악견치부 치근단 촬영을 진행하였는데, 흐릿한 상이 나타났을 때 해결책은?
① 노출시간을 조절한다.
② 관전류와 관전압을 높인다.
③ 현상액의 농도를 조절한다.
④ 수평각과 수직각을 조절한다.
⑤ 필름의 움직이지 않게 고정한다.

53 치과에 내원한 20대 남성 환자가 개구는 불완전하고, 타액선 부근에서 불편감을 호소할 때 시행할 촬영법은?
① 직각촬영
② 교합촬영
③ 교익촬영
④ 관구이동촬영
⑤ 두부규격촬영

54 파노라마 촬영상에서 전치부가 매우 확대되어 나왔을 때 해결책은?
① 턱을 위로 올려서 촬영한다.
② 턱을 아래로 내려서 촬영한다.
③ 갑상선보호대를 빼고 촬영한다.
④ 교합제의 홈을 정확하게 물도록 한다.
⑤ 정중시상면을 바닥에 수직 상태로 하여 촬영한다.

55 방사선 촬영 시 산란방사선을 감소시키는 방법은?
① 납방어복 착용
② 부가여과기의 사용
③ 감광도 높은 필름 사용
④ 초점-필름 간 거리 증가
⑤ 납 내장 원통형 조사통 사용

56 방사선 장해의 화학적 단계에 대한 설명으로 옳은 것은?
① 점막은 중등도 감수성에 해당한다.
② 세포분열이 활발할수록 감수성이 높다.
③ 세포 내 흡수되어 물과 작용하는 것은 직접효과이다.
④ 형태, 기능적으로 미분화되어 있을수록 감수성이 낮다.
⑤ 조직의 재생능력과 세포의 방사선 감수성은 관계가 없다.

57 방사선 사진상에서 치근단 낭이 관찰되는 양상은?
① 치조백선의 소실
② 치조정이 희미함
③ 방사성 불투과상
④ 골조직이 치밀해짐
⑤ 경계가 뚜렷하고 경계부가 피질골로 감싸짐

58 전치부 총생으로 방사선 사진상 중첩되었을 때 겹쳐진 부위가 어두운 쪽에 접할수록 밝게 보이고, 밝은 쪽에 접한 부위가 더욱 어둡게 보이는 것은?
① 착시현상
② 근접현상
③ 수평각오류
④ 치경부소환
⑤ 인접면우식

59 단순발치의 과정이 아닌 것은?
① 봉 합
② 수술부위 소독
③ 발치와 내 소파
④ 치아의 탈구 및 발거
⑤ 점막의 절개 및 피판의 박리

60 국소마취에 대한 설명으로 옳은 것은?
① 의식을 소실시킨다.
② 지각전달을 차단하다.
③ 완전한 마취가 불가능해야 한다.
④ 말초신경의 기능을 비가역적으로 마비시킨다.
⑤ 과민반응을 확인하기 위해 마취 효과가 빠르지 않다.

61 창상 치유의 지연요소가 아닌 것은?
① 감 염
② 무균상태
③ 창상의 크기
④ 혈류의 공급상태
⑤ 환자의 전신상태

62 치아의 외상 중 법랑질, 상아질, 백악질과 치수를 포함하여 파절된 것은?
① 치관균열
② 치근파절
③ 비복잡 치관파절
④ 복잡 치관-치근파절
⑤ 비복잡 치관-치근파절

63 방사선 사진상에서 상악좌측 전치의 치근단 부위에 급성치수염으로 인한 치근단낭이 보일 때 시행하는 수술은?

① 치수절제술
② 치아재식술
③ 치조골정형술
④ 외과절발치술
⑤ 치근단절제술

64 악관절의 관절낭이나 관절인대의 이완 등으로 하악과두의 위치가 관절융기의 전방으로 과하게 이동한 상태는?

① 개구제한
② 악관절 탈구
③ 악관절 내장증
④ 악관절 경직증
⑤ 악관절 위치 이상

65 이갈이 악습관을 가지고 있는 환자에게 적용할 때 가장 유지력이 좋은 보철물은?

① 전부금속관
② 전부도재관
③ 금속도재관
④ Collarless관
⑤ 라미네이트베니어

66 다수의 치아 상실로 나타나는 구강악안면부의 변화로 옳은 것은?

① 수직고경이 증가한다.
② 안모의 주름이 심해진다.
③ 교합압 감지기능은 그대로 유지된다.
④ 결손치아의 대합치가 서서히 함입된다.
⑤ 상악골의 흡수가 구개측에서 더 빠르게 나타난다.

67 지대축조의 단점으로 옳은 것은?

① 치경부의 변연적합성 향상에 도움이 된다.
② 약해진 치질을 보강하여 교합력을 견디게 한다.
③ 지대치의 형태를 갖추어 보철물의 유지력을 부여한다.
④ GP cone의 과다 제거로 치근단 폐쇄 부분의 손상 가능성이 있다.
⑤ 최종보철물의 두께를 고려하여 축조함으로써 보철물 수명연장에 도움이 된다.

68 총의치를 제작할 때 개인트레이를 만든 다음 바로 이어지는 과정은?

① 도치배열
② 인상채득
③ 납의치 시적
④ 의치상 제작
⑤ 악간관계 기록

69 국소의치를 제작할 때 상악양측 전치부가 상실되었다. 해당하는 케네디(Kennedy) 분류는?

① Ⅰ급
② Ⅱ급
③ Ⅲ급
④ Ⅳ급
⑤ Ⅴ급

70 총의치를 장착한 환자에게 설명해야 할 사항으로 옳은 것은?

① 편측으로 저작하도록 한다.
② 주기적으로 끓는 물에 소독하도록 한다.
③ 저작기능이 일시적으로 저하될 수 있음을 설명한다.
④ 타액 분비량이 일시적으로 감소될 수 있음을 설명한다.
⑤ 통증이 있는 경우 의치를 빼둔 후 치과에 방문하도록 한다.

71 근관치료 과정에서 근관충전을 위해 사용하는 기구는?

① 나이타이 파일(Ni-Ti file)
② 바비드브로치(barbed broach)
③ 루트캐날 스프레더(root canal spreader)
④ 엔도돈틱 익스플로러(endodontic explorer)
⑤ 엔도돈틱 스푼 엑스커베이터(endodontic spoon excavator)

72 타액분비율이 높은 8세 소아 환자의 교합면 복합레진 충전을 할 때 수복의 효율을 높이도록 하는 술식은?

① 격벽법
② 치은절제
③ 치간이개
④ 치은압배
⑤ 러버댐 장착

73 G.V Black의 와동분류법과 연결이 옳은 것은?

① Ⅰ급 – 구치부 인접면 와동
② Ⅱ급 – 구치부 교합면 와동
③ Ⅲ급 – 절단연을 포함한 전치부 인접면 와동
④ Ⅳ급 – 전치부 절단연에 위치한 와동
⑤ Ⅴ급 – 치경 1/3 부위의 와동

74 아말감 충전을 위한 치아의 와동 시 주의사항은?

① 와동은 직사각형으로 형성한다.
② 법랑질 깊이까지만 와동을 형성한다.
③ 인레이치료와 같은 형태의 와동을 형성한다.
④ 배 모양의 배형버를 활용하여 와동을 형성한다.
⑤ 치수 가까이 와동을 형성할 경우 이장재를 바르지 않는다.

75 노인의 치수강 형태변화에 대한 설명으로 옳은 것은?

① 근첨공이 넓어진다.
② 치수각이 넓어진다.
③ 근관의 수가 증가한다.
④ 치수실 크기가 증가한다.
⑤ 근관의 끝이 치근단에서 점점 멀어진다.

76 치아변색의 전신적인 요인은?

① 치수괴사
② 치수충혈
③ 잦은 흡연
④ 아말감수복
⑤ 불소침착증

77 치열 발육기에서 초기영구치열기에 나타나는 특징은?

① 선천치
② 본스결절
③ 이소맹출
④ 다발성 우식증
⑤ 유전적 골격성 교합 이상

78 5세 아동이 치과에 내원 시 치료로 인해 불안해하여 치과위생사가 보여준 영상을 통해 안정을 찾아갔을 때 시행한 행동조절법은?

① 보 상
② 분 산
③ 강 화
④ 소 멸
⑤ 탈감작법

79 유구치 기성관 수복의 장점은?

① 치질의 삭제량이 적다.
② 기형치아에도 수복이 가능하다.
③ 심미적인 부위에도 적용 가능하다.
④ 완전한 교합으로 형성이 가능하다.
⑤ 치질과 금관 사이 간격이 존재한다.

80 10세 아동의 치아우식 치료를 진행하던 중 1mm 이내 작은 치수노출로 출혈이 있었을 때 사용하는 술식에 대한 설명으로 옳은 것은?

① FC코튼을 이용하여 지혈한다.
② 노출된 치수에 수산화칼슘을 도포한다.
③ 치수노출 부위 우식상아질을 남겨둔다.
④ 주변에 건전상아질 없이도 적용 가능하다.
⑤ 임시충전 과정 없이 바로 복합레진 수복한다.

81 치관부위 치수를 제거하여 정상적인 치수조직을 유지하는 술식의 적응증은?

① 치수생활력 상실한 미성숙 영구치
② 치근흡수 및 분지부 병변이 있는 경우
③ 치수의 감염이 치근관까지 감염된 경우
④ 1mm 이내 작은 치수노출이 있는 경우
⑤ 기계적 술식과 외상에 의해 노출된 치수

82 제2유구치의 근관치료가 진행된 상태에서 제1유구치가 상실된 경우 적합한 공간유지장치는?

① 구개호선
② 설측호선(lingual arch)
③ 디스탈 슈(distal shoe)
④ 밴드 & 루프(band & loop)
⑤ 크라운 & 루프(crown & loop)

83 치주인대의 특징과 기능으로 옳은 것은?

① 측방압력에 저항하는 인대는 없다.
② 과도한 교합 시 치주인대가 늘어난다.
③ 기능이 증가할 경우 폭경이 감소한다.
④ 치은이나 치조골로 영양전달이 어렵다.
⑤ 연령이 증가할수록 치주인대 폭이 좁아진다.

84 치조골의 특징으로 옳은 것은?

① 상악견치의 치밀골이 가장 얇다.
② 치조골은 단단하고 안정되어 있다.
③ 지지치조골은 치아가 박혀있는 곳이다.
④ 설면이 순면보다 더 두꺼운 치밀골이다.
⑤ 하악은 망상골로 더 많이 이루어져 있다.

85 외상성 교합이나 높은 소대부착으로 치은에 손상이 왔을 때 나타나는 임상 증상은?

① 교 모
② 이갈이
③ 지각과민증
④ 타액분비 감소
⑤ 치주낭 깊이 증가

86 다음이 설명하는 치주질환은?

- 40세 이후 중년에서 흔히 관찰된다.
- 만성적인 자극과 감염에 의해 발생한다.
- 대부분 협측에 국한되어 발생한다.

① 치관주위염
② 만성박리성 치은염
③ 급성포진성 치은구내염
④ 급성괴사성 궤양성 치은염
⑤ 국소적 급진성 치은구내염

87 연령 증가에 따른 치주조직의 변화로 옳은 것은?

① 부착치은의 폭경이 증가한다.
② 백악질의 투과성이 증가한다.
③ 치은의 세포 간 물질이 감소한다.
④ 치주인대의 백악모 세포수가 증가한다.
⑤ 치조골은 교합력에 대한 저항력이 증가한다.

88 치은절제술에서 치주낭표시자를 사용한 다음 사용되는 기구는?

① surgical bur
② electrosurgery
③ surgical curette
④ periodontal knife
⑤ periodontal elevator

89 성인의 정상교합 성립조건으로 옳은 것은?

① 스피만곡이 1.5mm 이하이다.
② 상악전치는 약간 설측경사를 이룬다.
③ 상악전치부가 하악전치를 2/3 이상 피개한다.
④ 하악구치부가 원심으로 갈수록 협측경사를 이룬다.
⑤ 상악견치의 첨두가 하악견치의 근심우각부와 접촉한다.

90 순측으로 맹출된 상악견치의 덧니를 치아의 위치 이상으로 표현했을 때 옳은 것은?

① 고위순측전위
② 고위순측경사
③ 저위순측전위
④ 저위순측경사
⑤ 순측회전경사

91 앵글의 부정교합 2급 2류에서 나타나는 특징은?

① 구호흡
② 수평피개
③ 전치부 개교
④ 깊은 수직피개
⑤ 상악전치의 순측전위

92 브라켓을 구성하는 슬롯(slot)의 역할은?

① 호선을 결찰시키는 역할을 한다.
② 호선을 위치시켜 치아를 이동시킨다.
③ 호선의 탄성력을 높이는 역할을 한다.
④ 브라켓을 치면에서 떨어지지 않게 한다.
⑤ 치아의 간격을 좁히는 탄성을 발생시킨다.

93 호선(arch wire)을 결찰한 결찰와이어를 자른 이후 사용하는 기구는?

① tucker
② mathew pliers
③ distal end cutter
④ ligature tying pliers
⑤ pin and ligature cutter

94 다음이 설명하는 장치는?

- 상하악치열궁을 동시에 확장할 수 있다.
- 개개치아의 이동을 조절할 수 있다.
- 경사면을 이용하여 하악골의 위치를 유도한다.

① 입술범퍼
② 프랑켈장치
③ 액티베이터
④ 바이오네이터
⑤ 트윈블록장치

95 치아와 유사한 열팽창계수를 갖는 재료는?
① 아말감
② 복합레진
③ 의치상용 레진
④ 인산아연시멘트
⑤ 글래스아이오노머시멘트

96 액티베이터를 이용한 교정 중인 14세 환자가 계속된 착탈을 반복하여 유지부가 손상되었을 때 일어난 현상은?
① 피 로
② 크 립
③ 연 성
④ 전 성
⑤ 굴곡파절

97 복합레진 시술 후 지각과민을 최소화하기 위한 방법으로 옳은 것은?
① 치수보호베이스를 도포한다.
② 와동을 최대한 작게 형성한다.
③ 간접충전법을 이용하여 시술한다.
④ 광원의 출력을 강하게 하여 조사한다.
⑤ 필러가 많이 함유된 레진을 사용한다.

98 알지네이트의 크기안정성을 높이는 방법은?
① 구강 내에서 천천히 제거한다.
② 물의 온도를 인체와 비슷하게 맞춘다.
③ 인상채득 후 10분 이내 석고를 주입한다.
④ 완전히 경화되기 30초 전에 구강 내에서 제거한다.
⑤ 구강 내에서 제거 시 좌우로 한 번 움직인 뒤 제거한다.

99 석고의 경화시간을 지연시키는 방법은?
① 혼수비를 증가시킨다.
② 혼합을 빠르게 시행한다.
③ 40℃ 미만의 물을 사용한다.
④ 2% 황화칼륨(K_2SO_4)를 첨가한다.
⑤ 물을 먼저 넣고 파우더를 혼합한다.

100 생체친화성이 우수하여 치질과 화학적 결합을 하고 교정밴드접착에 사용되는 시멘트는?
① 레진시멘트
② 인산아연시멘트(ZPC)
③ 산화아연유지놀시멘트(ZOE)
④ 글래스아이오노머시멘트(GIC)
⑤ 폴리카복실레이트시멘트(PCC)

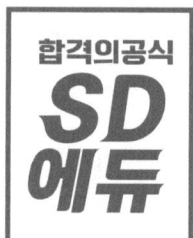

1교시 　　　 짝수형

치과위생사 실전동형
봉투모의고사 제3회

응시번호 □□□　　성　명 □□□

본 시험은 각 문제에서 가장 적합한 답 하나만 선택하는 최선답형 시험입니다.

〈 유의사항 〉

○ 문제지 표지 상단에 인쇄된 문제 유형과 본인의 응시번호 끝자리가 일치하는지를 확인하고 답안카드에 문제 유형을 정확히 표기합니다.
  • 응시번호 끝자리 홀수 : 홀수형 문제지
  • 응시번호 끝자리 짝수 : 짝수형 문제지
○ 종료 타종 후에도 답안을 계속 기재하거나 답안카드의 제출을 거부하는 경우 해당 교시의 점수는 0점 처리됩니다.
○ 응시자는 시험 종료 후 문제지를 가지고 퇴실할 수 있습니다.

치과위생사 실전동형 봉투모의고사 제3회 1교시

각 문제에서 가장 적합한 답을 하나만 고르시오.

의료관계법규

01 「의료법」상 의료인의 국가시험 등의 관리를 하는 사람은?
① 대통령
② 국립의료원장
③ 질병관리청장
④ 대한의사협회장
⑤ 국가시험관리기관의 장

02 「의료법」상 의료인이 타인에게 면허증을 대여했다가 적발 시 받게 되는 벌칙은?
① 면허취소
② 5년 이하의 징역이나 5천만원 이하의 벌금
③ 5년 이하의 징역이나 1천만원 이하의 벌금
④ 3년 이하의 징역이나 2천만원 이하의 벌금
⑤ 3년 이하의 징역이나 1천만원 이하의 벌금

03 「의료법」상 진단용 방사선 발생장치를 설치·운영하고자 하는 의료기관은 누구에게 신고하여야 하는가?
① 보건소장
② 시·도지사
③ 의사협회장
④ 보건복지부장관
⑤ 시장·군수·구청장

04 「의료법」상 의료기관 개설자가 의료업을 폐업하거나 1개월 이상 휴업할 때 누구에게 신고하여야 하는가?
① 보건소장
② 시·도지사
③ 의사협회장
④ 보건복지부장관
⑤ 시장·군수·구청장

05 「의료법」상 의료광고에 대한 설명으로 옳지 않은 것은?
① 거짓이나 과장된 내용의 의료광고를 하지 못한다.
② 의료광고 심의를 받으려는 자는 수수료를 내야 한다.
③ 외국인환자를 유치하기 위해 국내광고를 할 수 있다.
④ 의료기관 개설자, 의료기관의 장 또는 의료인만이 의료광고를 할 수 있다.
⑤ 의료광고를 하려는 경우 미리 의료광고가 규정에 위반되는지 여부에 관하여 기관 또는 단체의 심의를 받아야 한다.

06 「의료기사 등에 관한 법률」상 다음은 의료기사 등에 관한 법률의 목적으로 ( ) 안에 알맞은 말은?

> 이 법은 의료기사, 보건의료정보관리사 및 안경사의 (a) 등에 관하여 필요한 사항을 정함으로써 국민의 보건 및 (b)에 이바지함을 목적으로 한다.

① a : 자격·면허, b : 건강보호
② a : 자격·면허, b : 의료 향상
③ a : 자격·면허, b : 건강증진
④ a : 의무·면허, b : 건강보호
⑤ a : 의무·면허, b : 구강건강 향상

07 「의료기사 등에 관한 법률」상 수수료 납부 대상자에 해당하지 않는 자는?

① 국가시험에 응시하고자 하는 자
② 면허증의 재발급을 받고자 하는 자
③ 보수교육 이수증을 받고자 하는 자
④ 의료기사 등의 면허를 받고자 하는 자
⑤ 면허사항에 관한 증명서를 받고자 하는 자

08 「의료기사 등에 관한 법률」상 의사나 치과의사의 지도를 받지 않고 업무할 수 있는 자는?

① 물리치료사
② 작업치료사
③ 임상병리사
④ 치과기공사
⑤ 보건의료정보관리사

09 「의료기사 등에 관한 법률」상 의료기사 등의 실태와 취업상황 신고에 대한 설명으로 옳지 않은 것은?

① 보건복지부장관에게 신고한다.
② 대통령령으로 정하는 바에 따른다.
③ 신고하지 않을 시 면허를 취소할 수 있다.
④ 최초로 면허를 받은 후부터 3년마다 신고한다.
⑤ 보수교육을 받지 아니한 의료기사 등에 대하여는 신고를 반려할 수 있다.

10 「의료기사 등에 관한 법률」상 의료기사 등의 면허 자격정지 처분 사유에 해당되지 않는 것은?

① 품위를 현저히 손상시키는 행위를 한 경우
② 업무상 알게 된 타인의 비밀을 누설한 경우
③ 이 법 또는 이 법에 따른 명령을 위반한 경우
④ 의사나 치과의사의 지도를 받지 아니하고 의료기사 업무를 한 경우
⑤ 치과기공소의 개설자가 될 수 없는 사람에게 고용되어 치과기공사 업무를 한 경우

11 「지역보건법」상 지역보건법의 목적으로 옳은 것은?

① 보건소 등 지역보건의료기관을 설치하여 원활히 운영함
② 지역사회의 감염병의 발생과 유행을 방지하여 국민보건을 향상·증진시킴
③ 지역보건의료정책을 효율적으로 추진하여 지역주민의 건강 증진에 이바지함
④ 보건소 설치 등 지역보건의료에 관하여 필요한 사항을 규정함으로써 의료의 적정을 기함
⑤ 지방자치단체의 책임을 정하고 보건의료의 수요 및 공급에 관한 기본적인 사항을 규정함

12 「지역보건법」상 지역보건의료계획의 시행 결과를 평가할 수 <u>없는</u> 자는?

① 도지사
② 특별시장
③ 광역시장
④ 보건복지부장관
⑤ 시장 · 군수 · 구청장

13 「지역보건법」상 보건지소장 임용기준과 임무에 관한 내용으로 옳은 것은?

① 1인 이상을 둔다.
② 의사면허 소지자 중에서 임용한다.
③ 보건의무직군의 공무원으로 임용한다.
④ 보건진료소 직원 및 업무에 대하여 지도와 감독한다.
⑤ 최근 5년 이상 보건지소 업무경험이 있는 자를 임용한다.

14 「지역보건법」상 지역보건의료기관의 전문인력의 자질 향상을 위하여 필요한 기본 혹은 전문교육 훈련을 시행하여야 하는 사람은?

① 보건소장
② 질병관리청장
③ 행정안전부장관
④ 보건복지부장관
⑤ 시장 · 군수 · 구청장

15 「지역보건법」상 보건소의 국고보조 지원금에 관한 내용이다. ( ) 안에 들어갈 단어들을 순서대로 알맞게 연결한 것은?

> 국고보조금은 ( )와 부대비에 있어서는 그 3분의 2 이내로 하고, ( ) 및 지역보건의료계획의 시행에 필요한 비용에 있어서는 그 2분의 1 이내로 한다.

① 설치비, 검사비
② 설치비, 유지비
③ 유지비, 진료비
④ 설치비, 운영비
⑤ 연구비, 운영비

16 「구강보건법」상 구강건강실태조사에 대한 내용으로 옳은 것은?

① 조사 방법은 보건복지부장관이 정한다.
② 기타 필요한 사항은 해당 구청장이 정한다.
③ 조사 시기는 해당 시장 · 군수 · 구청장이 정한다.
④ 구강건강상태조사는 면접설문조사를 통해 진행한다.
⑤ 질병관리청장은 보건복지부장관과 협의하여 3년마다 조사하여야 한다.

17 「구강보건법」상 구강보건사업과 관계가 적은 것은?

① 구강질환의 예방
② 구강질환의 진단
③ 구강질환의 치료
④ 구강건강에 관한 교육
⑤ 구강건강에 관한 관리

18 「구강보건법」상 대한구강보건협회에 대한 설명으로 옳지 않은 것은?

① 협회는 법인으로 한다.
② 구강보건홍보 등의 업무를 수행하기 위하여 둔다.
③ 구강보건교육 등의 업무를 수행하기 위하여 둔다.
④ 협회에 관하여는 민법 중 재단법인의 규정을 준용한다.
⑤ 협회의 회원은 협회의 설립 취지와 그 사업에 찬성하는 사람으로 한다.

19 「구강보건법」상 임산부와 영유아를 대상으로 구강보건교육과 구강검진을 실시하여야 하는 자는?

① 시·도지사
② 관할 보건소장
③ 보건복지부장관
④ 안전행정부장관
⑤ 특별자치시장·특별자치도지사 또는 시장·군수·구청장

20 「구강보건법」상 한국수자원공사 사장이 유지하고자 하는 수돗물불소농도의 그 허용범위는?

① 최소 0.2피피엠(ppm), 최대 0.6피피엠(ppm)
② 최소 0.4피피엠(ppm), 최대 0.8피피엠(ppm)
③ 최소 0.6피피엠(ppm), 최대 1.0피피엠(ppm)
④ 최소 0.8피피엠(ppm), 최대 1.2피피엠(ppm)
⑤ 최소 1.0피피엠(ppm), 최대 1.4피피엠(ppm)

치위생학 1

21 연령에 따른 하악골과 구조물의 변화로 옳은 것은?

① 출생 직후 하악각은 둔각이다.
② 유치열기 이공은 제2유구치 하방에 있다.
③ 성인의 이공은 제1소구치 하방, 하악각은 140°를 이룬다.
④ 혼합치열기에서 하악공은 교합평면의 연장선과 거의 일치한다.
⑤ 노인의 이공은 성인의 이공위치에서 변화없이 같은 위치이다.

22 근육의 기시와 정지의 연결이 옳은 것은?

① 교근 : 측두와 – 교근조면
② 측두근 : 측두근막 – 근돌기
③ 소근 : 교근근막 – 상순근육
④ 내측익돌근 : 익상돌기외측면 – 익돌근와
⑤ 외측익돌근 : 익상돌기외측면 – 하악각

23 20대 여성이 상악중절치 구개측 잇몸에 감각을 느끼지 못해 내원하였을 때 관찰해봐야 할 신경은?

① 안와하신경
② 비구개신경
③ 소구개신경
④ 대구개신경
⑤ 전상치조신경

24 다음과 같은 특징이 있는 근육은?

- 개구운동에 작용한다.
- 설하신경이 지배한다.
- 이극에서 기시한다.

① 악이복근
② 악설골근
③ 이설골근
④ 외측익돌근
⑤ 내측익돌근

25 악관절에 대한 설명으로 옳은 것은?

① 원판에도 혈관이 존재한다.
② 하악의 후퇴운동은 기본운동이다.
③ 활주운동에 악이복근을 사용한다.
④ 상관절강에서는 활주운동이 가능하다.
⑤ 하악의 전진은 하관절강 속에서 이루어진다.

26 혀의 위치를 결정하는 근육은?

① 횡설근
② 이설근
③ 상종설근
④ 수직설근
⑤ 이설골근

27 악동맥 가지의 연결로 옳은 것은?

① 하치조동맥 : 이공 – 하악후방치아
② 후상치조동맥 : 후상치조공 – 상악동
③ 전상치조동맥 : 치근첨공 – 상악구치부
④ 대구개동맥 : 대구개공 – 구개편도
⑤ 소구개동맥 : 소구개공 – 구개선

28 만곡상징에 대한 설명으로 옳은 것은?

① 만곡도는 원심에서 풍융하다.
② 하악중절치에는 미약하게 나타난다.
③ 바라보는 기준은 순면과 협면이다.
④ 근심연이 곡선으로 나타나는 특징이 있다.
⑤ 상악 제1소구치에서 가장 뚜렷하게 나타난다.

29 치근이 협측과 설측으로 분지된 치아는?

① 상악 제1소구치
② 하악 제1소구치
③ 상악 제2소구치
④ 하악 제1대구치
⑤ 하악 제1유구치

30 상악중절치 치관의 특징으로 옳은 것은?

① 치관이 가장 긴 치아다.
② 설면은 U자 모양이다.
③ 총 4개의 발육엽이 있다.
④ 원심연의 길이가 근심연보다 길다.
⑤ 순면 1/3 부위에 복와상선이 있다.

31 근원심반부가 가장 대칭적인 치아는?

① 하악견치
② 상악견치
③ 상악중절치
④ 하악중절치
⑤ 하악측절치

34 상악 제1대구치의 삼각융선, 변연융선, 치근수는?

	삼각융선	변연융선	치근
①	3	2	3
②	3	3	3
③	3	4	2
④	4	2	2
⑤	4	3	2

32 하악소구치에 대한 설명으로 옳은 것은?

① 하악 제1소구치에 근심설면구가 있다.
② 하악 제2소구치는 소구치 중 가장 작다.
③ 하악 제2소구치는 제1소구치보다 치근이 짧다.
④ 하악 제1소구치는 협측교두정이 약간 원심에 있다.
⑤ 하악 제2소구치는 2교두형에서 횡주융선이 원심에 있다.

35 결합조직의 특징으로 옳은 것은?

① 세포 사이 결합력이 강하다.
② 외배엽에서 발생된 조직이다.
③ 혈관이 분포되어 있지 않다.
④ 상피에 비해 세포간격이 넓고 바탕질의 양이 많다.
⑤ 신체 및 기관의 표면과 혈관의 작은 공간의 내면을 덮는 조직이다.

33 유치와 영구치의 차이에 대한 설명으로 옳은 것은?

① 영구치의 색은 청백색이다.
② 유치의 치관은 치근에 비해 길다.
③ 유치의 치근관은 영구치보다 두껍다.
④ 유구치의 근원심폭이 영구치보다 크다.
⑤ 유견치의 우각상징은 영구견치보다 명확하다.

36 인체 대부분을 차지하고 피부, 연골, 뼈 기저막에 존재하는 결합조직의 섬유는?

① 교원섬유
② 탄력섬유
③ 망상섬유
④ 골막섬유
⑤ 혈액섬유

37 일차구개 형성에 관여하는 것은?

① 구개돌기와 비중격
② 상악돌기와 비중격
③ 상악돌기와 좌우돌기
④ 상악돌기와 내측비돌기
⑤ 전상악돌기와 내측비돌기

38 하루에 형성하는 법랑질의 양이 나타나는 성장선은?

① 횡선문
② 신생선
③ 슈레거띠
④ 에브너선
⑤ 법랑방추

39 치아경조직의 발생기관 연결로 옳은 것은?

① 치수 – 치아주머니
② 법랑질 – 치아유두
③ 상아질 – 치아주머니
④ 백악질 – 치아유두
⑤ 치조골 – 치아주머니

40 일차백악질의 특징으로 옳은 것은?

① 치근단 1/3 부위에 많다.
② 형성속도가 매우 빠르다.
③ 상아질보다 먼저 형성된다.
④ 백악세포는 관찰되지 않는다.
⑤ 시간이 지남에 따라 두께 변화가 있다.

41 저작점막의 특징으로 옳은 것은?

① 3개의 세포층이다.
② 절개 시 봉합이 필요하다.
③ 근육을 덮을 수 있는 점막이다.
④ 연하동작에 필요한 부위에 존재한다.
⑤ 점막하조직은 매우 얇은 층이거나 없다.

42 다음의 질환으로 옳은 것은?

- 20대 이전에 발견 가능하다.
- 정상치아와 유사한 치관구조인 법랑질, 상아질의 배열을 보인다.
- 임상적 증상은 거의 없다.

① 유두종
② 섬유종
③ 하마종
④ 복합치아종
⑤ 편평상피암종

43 굴곡파절의 원인으로 옳은 것은?
① 역류성 식도염
② 습관적인 이갈이
③ 과도한 측방교합력
④ 잘못된 칫솔질 습관
⑤ 빈번한 탄산음료 섭취

44 구강 내 발생하는 전암병소로 옳은 것은?
① 홍반증
② 섬유종
③ 안구염증
④ 아프타궤양
⑤ 베체트증후군

45 상피성 악성종양으로 멜라닌세포에서 기원하여 볼 점막에 검은 반점을 형성하는 종양은?
① 골 종
② 백반증
③ 악성흑색종
④ 색소세포모반
⑤ 편평상피암종

46 경계 뚜렷한 낭으로 매복치치관을 함유하고 있는 낭은?
① 잔류낭
② 점액종
③ 함치성낭
④ 치근단농양
⑤ 각화치성낭

47 상악 제1유구치 치수가 노출되어있으며 폴립, 치수용종이 형성된 질환은?
① 치근단낭
② 급성치수염
③ 만성궤양성치수염
④ 만성증식성치수염
⑤ 급성장액성치수염

48 하악 제1유구치가 화농성 치주염으로 인해 치근단 감염되었을 때 제1소구치에 영향을 미치는 것은?
① 터너치아
② 치수출혈
③ 치수괴사
④ 급성치수염
⑤ 오디모양 어금니

49 능동수송에 대한 설명으로 옳은 것은?
① 저농도에서 고농도로 물이 이동하는 현상이다.
② 농도경사에 역행하여 나트륨과 칼륨이 이동하는 현상이다.
③ 농도경사에 의해 고농도에서 저농도로 이동하는 현상이다.
④ 세포막의 일부가 함입되어 세포질 내부로 끌어들이는 현상이다.
⑤ 막을 기준으로 압력차에 의해 막을 통해 액체가 이동하는 현상이다.

50 다음이 설명하는 혈액의 성분은?

- 항체 생성기능을 한다.
- 수명은 불명확하다.
- 체액성 면역에 관여한다.

① 호중구
② 적혈구
③ 호염기구
④ B-림프구
⑤ T-림프구

51 타액의 조성과 특징으로 옳은 것은?
① 하루 평균 분비량은 3L이다.
② 타액의 pH는 5.0~5.5로 유지된다.
③ 타액 점성계수는 이하선이 가장 크다.
④ 신맛 자극은 타액 분비를 작아지게 한다.
⑤ 타액은 오후 4~5시에 가장 많이 분비된다.

52 지용성 비타민의 흡수와 지방의 소화를 촉진하는 것은?
① 염 산
② 담 즙
③ 스테압신
④ 락타아제
⑤ 아밀라아제

53 다음 설명하는 구강점막의 감각은?

- 전치부에서 구치부로 가면서 감소한다.
- 상악은 경구개 전방부에 가장 많이 분포한다.
- 구강 내 차가운 온도에 반응한다.

① 루피니소체
② 메르켈소체
③ 마이스너소체
④ 크라우제소체
⑤ 자유신경말단

54 혈액 내 칼슘농도를 저하시키고 골흡수를 억제하는 호르몬은?
① 티록신
② 인슐린
③ 코르티솔
④ 칼시토닌
⑤ 파라토르몬

55 연하과정 중 인두단계에 대한 설명으로 옳은 것은?
① 후두개는 상방으로 회전된다.
② 호흡은 평상시대로 유지된다.
③ 불수의단계로 반사가 일어난다.
④ 비강은 아직 차단되지 않은 상태이다.
⑤ 음식물이 구강에서 인두로 이송되는 과정이다.

56 진균의 특징으로 옳은 것은?
① 이분법으로 증식한다.
② 용해소체가 존재한다.
③ 핵막이 존재하지 않는다.
④ 편모를 이용하여 움직인다.
⑤ 세포소기관이 존재하지 않는다.

57 세균의 구조와 기능에 대한 설명으로 옳은 것은?
① 외막은 세균의 고유 형태를 유지한다.
② 세포막은 펩티도글리칸 바로 위에 존재한다.
③ 섬모는 세균표면에 길게 돌출된 섬유상의 부속기관이다.
④ 세포벽은 그람양성균과 그람음성균을 구분하는 기준이다.
⑤ 편모는 세포가 불리한 환경에서 생성하는 임시주머니이다.

58 용해소체 효소들의 작용과 활성산소의 독성을 이용하여 미생물을 죽이는 세포는?
① 단핵구
② 비만세포
③ T-림프구
④ 섬유모세포
⑤ 자연살해세포

59 30세 남성이 상악구치부 부위가 붓고, 목통증이 있으며 근처 대타액선 입구 부위의 발적과 염증을 호소할 때 원인으로 추정되는 미생물은?
① *Coxsackievirus*
② *Mumps virus*
③ *Human herpes virus*
④ *Varicella-zoster virus*
⑤ *Human immunodeficiency virus(HIV)*

60 외독소와 내독소를 모두 가지고 있으며 그람음성 혐기성 간균으로 급진성 치주염의 원인균은?
① *Streptococcus mutans*
② *Prevotella intermedia*
③ *Lactobacillus acidophilus*
④ *Porphyromonas gingivalis*
⑤ *A.actinomycetemcomitans*

61 지역사회구강보건의 특징으로 옳은 것은?
① 내원 환자의 구강건강 증진을 위한다.
② 내원 환자의 구강상병 치료를 우선시한다.
③ 지역사회주민의 구강보건의식을 개발한다.
④ 개인구강상병의 원인과 진행과정을 연구한다.
⑤ 활동 주체는 내원 환자와 치과의사로 이루어진다.

62 구강보건사업계획 수립 시 고려사항이 아닌 것은?
① 지역사회 주민들과 더불어 계획을 수립한다.
② 세분화되는 구강보건사업을 개별화하여 기획한다.
③ 연속성과 융통성을 가지는 지속적 과정으로 기획한다.
④ 지역사회 주민에게 만족감을 주는 구강보건목적을 명시한다.
⑤ 사업수행과정에 원활한 협조를 위해 교육적 과정으로 기획한다.

63 시간과 경비가 많이 소요되며, 상당 수준의 대화 기술이 요구되지만 세부적인 사항을 조사할 수 있는 지역사회실태 조사방법은?
① 사례분석법
② 관찰조사법
③ 대화조사법
④ 설문조사법
⑤ 기존자료열람법

64 칫솔질 방법으로 횡마법을 교육하며, 불소복용법이 상대적으로 중요한 구강환경관리 필요대상자는?
① 영아
② 유아
③ 초등학생
④ 고등학생
⑤ 산업장근로자

65 지역사회 구강보건사업의 과정 중 조사방법을 선정한 후 이어져야 할 과정은?
① 조사목적 설정
② 조사항목 선정
③ 조사대상 결정
④ 조사요원 훈련
⑤ 조사계획 실행

66 우리나라 공중구강보건의 변천과정 중 공중구강보건에 관련된 활동의 필요성을 인식하기 시작하며, 일본식 치학에서 미국식 치학으로 전환된 것은?
① 전통구강보건기
② 구강보건여명기
③ 구강보건태동기
④ 구강보건발생기
⑤ 구강보건성장기

67 집단으로 시행하고 경제적이며 인접면과 평활면 우식에 효과적인 사업은?

① 불소도포
② 치면열구전색
③ 학생구강검진사업
④ 불소용액양치사업
⑤ 수돗물불소농도조정사업

68 지역사회구강보건실태조사 시 환경조건에 해당하는 내용은?

① 문화 및 관습
② 주민구강보건의식
③ 구강보건진료제도
④ 식음수불소이온농도
⑤ 지역주민의 경제수준 및 직업상태

69 치아우식증이 전 세계에서 발생하는 것은 어떠한 질병발생 양태인가?

① 범발성
② 지방성
③ 비전염성
④ 유행성
⑤ 전염성

70 학생계속구강건강관리사업의 목표결과는?

① 우식영구치율이 높다.
② 충전영구치율은 낮다.
③ 우식영구치지수가 높다.
④ 우식영구치경험지수가 높다.
⑤ 우식경험충전 영구치지수가 높다.

71 초등학생의 구강보건관리 내용으로 옳지 않은 것은?

① 치아우식관리가 필요하다.
② 구강보건교육이 필요하다.
③ 칫솔질과 식이조절이 필요하다.
④ 식이지도의 상대적 중요도가 가장 높다.
⑤ 호르몬 변화 등으로 인해 치은염이 시작된다.

72 계속학생구강건강관리사업의 주기는 얼마인가?

① 3개월
② 6개월
③ 12개월
④ 24개월
⑤ 30개월

73 정책의 구성요소 중 미래상을 달성하고자 하는 방법이나 절차는?
① 미래상
② 공식성
③ 행동노선
④ 발전방향
⑤ 정책의지

74 구강건강을 증진시키고 유지하는 데 필요하며 전문가에 의해서 조사되는 구강보건진료는?
① 구강보건진료수요
② 절대구강보건진료필요
③ 유효구강보건진료수요
④ 상대구강보건진료필요
⑤ 잠재구강보건진료수요

75 미국의 구강진료비선불제도이며 우리나라 국민건강보험제도의 조달제도는?
① 집단구강진료비조달제도
② 각자구강진료비조달제도
③ 정부구강진료비조달제도
④ 간접구강진료비조달제도
⑤ 직접구강진료비조달제도

76 사회보험에 대한 내용으로 옳은 것은?
① 현금급여이다.
② 강제성을 띤다.
③ 조세로 활용한다.
④ 개인이 선택하는 제도이다.
⑤ 소득의 재분배를 하지 않는다.

77 대한구강보건협회는 어느 곳에 해당하는가?
① 정당
② 일반국민
③ 이익집단
④ 대중매체
⑤ 전문가집단

78 자유방임형 구강보건진료제도에 대한 설명으로 옳은 것은?
① 정부가 개입된다.
② 전통이나 관습을 따른다.
③ 공산주의 국가에서 시행한다.
④ 국민에게 균등한 기회가 제공된다.
⑤ 소득분배별 편재화 현상이 나타난다.

79 자력으로 생계를 영위할 수 없는 자들의 생활을 국가가 재정자금으로 보호하여 주는 일종의 구빈제도인 사회보장제도는?
① 4대보험
② 공공부조
③ 사회보험
④ 의료급여
⑤ 사회복지서비스

80 환자가 사전에 쓰기로 한 재료를 쓰지 않고 치료를 진행하여 시정을 요구하려 한다. 이때 구강보건소비자의 권리는?

① 구강진료선택권
② 단결조직활동권
③ 손해배상청구권
④ 개인비밀보장권
⑤ 자기의사반영권

81 미국의 은행이나 금융기관에서 진료비를 지불하는 형태로 우리나라 국민건강 보험공단에서 진료기관에 지급하는 진료비 지불방식은?

① 집단구강진료비 조달제도
② 간접구강진료비 지불제도
③ 직접구강진료비 지불제도
④ 정부구강진료비 조달제도
⑤ 각자구강진료비 조달제도

82 구강보건행정과정으로 옳은 것은?

① 기획 → 조직 → 인사 → 재정 → 지휘 → 평가
② 기획 → 인사 → 조직 → 지휘 → 재정 → 평가
③ 조직 → 인사 → 기획 → 재정 → 지휘 → 평가
④ 재정 → 조직 → 인사 → 기획 → 지휘 → 평가
⑤ 재정 → 인사 → 조직 → 기획 → 지휘 → 평가

83 설면의 치은연상치석이 2/3 이상이고 치은연하치석이 환상형으로 존재할 때 치석지수는?

① 0
② 1
③ 2
④ 3
⑤ 4

84 유두변연부착 치은염지수 점수를 내고자 할 때 상악에는 염증이 전체적으로 존재하고 하악은 건전할 때 PMA 점수는?

① 10
② 20
③ 30
④ 25
⑤ 15

85 다음을 보고 우식영구치율[DT rate(%)]을 구하시오.

- 우식경험자 : 120명
- 피검영구치아 : 300개
- 우식경험 충전치아 : 50개
- 치료 가능한 우식치아 : 50개
- 우식경험 상실치아 : 25개

① 16.7
② 25
③ 40
④ 41.7
⑤ 45

86 상악 6전치를 검사한 결과, 고도반점치 2개, 중등도반점치 3개, 경미도반점치 1개로 조사됐다. 이때 반점도 판정은?

① 정 상
② 경미도
③ 경 도
④ 중등도
⑤ 고 도

87 보데커의 치면분류 영구치의 치면분류로 옳은 것은?

① 상악전치 : 근심, 원심, 설면, 협면
② 하악대구치 : 근심, 원심, 설면, 협면, 교합면
③ 하악소구치 : 근심, 원심, 설면, 교합면, 협면소와, 협면
④ 상악 제3대구치 : 근심, 원심, 설면, 교합면, 협면소와, 협면
⑤ 상악 제1대구치 : 근심, 원심, 협면, 교합면 2치면, 구개면 2치면

88 전국 10개의 지역에서 각각 100명의 치과위생사를 무작위로 추출하는 표본추출법은?

① 층화추출법
② 판단추출법
③ 유의추출법
④ 집락추출법
⑤ 계통적 추출법

89 다음 보기의 우식치명률은?

- 피검자수 : 20
- 피검영구치아수 : 560
- 우식경험 상실치 : 20
- 우식경험 충전치 : 60
- 발거대상 우식치 : 20
- 치료가능한 우식치 : 60
- 우식비경험 상실치 : 10

① 20%
② 25%
③ 30%
④ 35%
⑤ 40%

90 제1대구치 건강도에 대한 설명으로 옳은 것은?

① 최고점은 12점, 최저점은 0점이다.
② 모든 치아의 협·설면을 조사한다.
③ 조사대상 집단의 잔사지수와 치석지수를 합한다.
④ 5치면이 우식에 이환된 경우 7.5점으로 계산한다.
⑤ 충전되어있는 제1대구치는 치면에 따라 0.5점씩 감점된다.

91 교육목적을 달성하기 위하여 학교와 교육자의 계획하에 꾸며지는 학생들의 학습내용과 경험의 총체로 옳은 것은?

① 교육방법
② 교육매체
③ 교육공학
④ 교육경험
⑤ 교육과정

92 고등학생 10명에게 구강보조용품에 대한 관심도를 높이기 위해 다음과 같은 주제를 정하여 얘기를 해보도록 하였다. 이러한 교육방법은?

〈안건〉
치실 사용은 칫솔질 전 사용이 좋은가, 칫솔질 후 사용이 좋은가?

① 상 담
② 토 의
③ 역할극
④ 시범실습
⑤ 시뮬레이션

93 교육목표 '치아의 기능을 나열할 수 있다.'는 어느 영역에 속하는가?

① 지적수준-암기
② 지적수준-판단
③ 지적수준-문제해결
④ 정의적영역
⑤ 정신운동영역

94 구강건조증이 나타나고 치아상실이 많고 구강습관 변화가 힘든 연령층은?

① 유아기
② 영아기
③ 청소년기
④ 성인기
⑤ 노년기

95 치과위생사가 구강보건교육을 하려고 한다. 다음 내용을 보았을 때 필요한 것은?

• 2022년 5월 5일 오후 1~2시
• 고등학생 1학년 150명
• 학교 대강당
• 파워포인트, 빔프로젝터

① 교육자
② 교육대상
③ 교육내용
④ 교육자재
⑤ 교육장소

96 학생의 요구 등 학습상태의 변동에 따라 교수방법이 변동되어야 하는 교수-학습계획의 원리는?

① 시간에 대비하여 효율은 낮다.
② 실천 가능한 계획으로 작성하여야 한다.
③ 교육대상자인 학생은 계획 시 제외한다.
④ 연령대에 따라 학습시간을 편성할 필요는 없다.
⑤ 교육자의 창의성이 발휘되도록 작성하여야 한다.

97 칫솔질교육 후 O'Leary index를 평가하였는데 증진된 것을 발견할 수 있었다. 이때의 평가방법은?

① 교육성취도평가
② 교육유효도평가
③ 교육효과성평가
④ 학습자성취도평가
⑤ 구강보건증진도평가

98 모방이 필요하며 수기습득에 효과적인 교육방법은?

① 시 범
② 문답법
③ 토의법
④ 강의법
⑤ 역할활동

99 다발성 우식증으로 개선이 요구되는 청소년에게 필요한 구강보건교육 내용은?

① 식습관 개선법
② 보철물 관리법
③ 불소용액 양치법
④ 지각과민 예방법
⑤ 악관절장애 예방법

100 수돗물불소농도조정사업에 대해 전문가 3명을 초청해서 의견을 듣고 사회자와 마지막 토의를 진행하면서 문제해결 방안을 찾으려고 하였다. 이러한 교육방법은?

① 세미나
② 배심토의
③ 분임토의
④ 심포지엄
⑤ 대화식토의

2교시

짝수형

치과위생사 실전동형
봉투모의고사 제3회

| 응시번호 | | 성 명 | |

본 시험은 각 문제에서 가장 적합한 답 하나만 선택하는 최선답형 시험입니다.

〈 유의사항 〉

○ 문제지 표지 상단에 인쇄된 문제 유형과 본인의 응시번호 끝자리가 일치하는지를 확인하고 답안카드에 문제 유형을 정확히 표기합니다.
- 응시번호 끝자리 홀수 : 홀수형 문제지
- 응시번호 끝자리 짝수 : 짝수형 문제지

○ 종료 타종 후에도 답안을 계속 기재하거나 답안카드의 제출을 거부하는 경우 해당 교시의 점수는 0점 처리됩니다.

○ 응시자는 시험 종료 후 문제지를 가지고 퇴실할 수 있습니다.

치과위생사 실전동형 봉투모의고사 제3회 2교시

각 문제에서 가장 적합한 답을 하나만 고르시오.

치위생학 2

01 구강병 진행과정의 예방목적으로 옳은 것은?
① 전구병원성기 – 특수방호
② 조기병원성기 – 건강증진
③ 조기질환기 – 초기치료
④ 진정질환기 – 기능재활
⑤ 회복기– 기능감퇴제한

02 설탕이 들어간 음료를 섭취했을 때보다 설탕이 들어간 젤리나 과자를 섭취했을 때 치아우식증이 심해진 경우를 통해 입증 가능한 효과는?
① 설탕대치효과
② 설탕섭취여부효과
③ 설탕소비량증가효과
④ 설탕식음빈도증가효과
⑤ 우식성음식성상차이효과

03 치면세균막 내의 세균 대사산물에 대한 설명으로 옳은 것은?
① 뮤탄은 다수과당 결합체이다.
② 세포 내 다당류를 이용하여 치아를 탈회시킨다.
③ 덱스트란은 수용성으로 세균의 에너지원이 된다.
④ 뮤탄스 연쇄상구균이 세포 내 다당류를 형성한다.
⑤ 레반은 난용성 물질로 세균이 치면에 붙어있게 한다.

04 치아우식 발생요인의 연결로 옳은 것은?
① 숙주요인 – 치면세균막
② 숙주요인 – 세균
③ 환경요인 – 구강청결상태
④ 환경요인 – 침입력
⑤ 병원체요인 – 살균성 물질 생산력

05 다음이 설명하는 구강보조용품은?

- 압력을 이용하여 치아 사이 음식물 잔사, 치면세균막 제거
- 일반적인 칫솔질 방법으로 접근이 어려운 부위에 사용
- 치은염 감소 효과

① 물사출기
② 치간칫솔
③ 첨단칫솔
④ 구강양치액
⑤ 고무치간자극기

06 왁스가 없는 치실을 사용하기 좋은 부위는?
① 접촉면이 거친 부위
② 긴밀하게 접촉된 치간부위
③ 치아 사이 간격이 넓은 부위
④ 치석이 많이 부착되어있는 부위
⑤ 충전물 변연이 잘 맞지 않는 부위

07 광범위한 치주질환이 있을 때 염증을 완화시키고, 잇몸 전체 마사지 효과가 있으나 진동동작에 의해 치아표면 치면세균막지수가 높아질 가능성이 있는 칫솔질 방법은?

① 횡마법
② 회전법
③ 바스법
④ 스틸맨법
⑤ 챠터스법

08 오리어리지수(O'Leary index)에 대한 설명으로 옳은 것은?

① 치아표면을 5등분한다.
② 치경만 가지고 검사 가능하다.
③ 검사대상 치아는 6개 치아이다.
④ 모든 치아에 착색제를 도포한다.
⑤ 고정성 보철물은 검사대상에서 제외한다.

09 치경부마모증에 의해 시린 증상을 호소할 때 우선적으로 조치해볼 수 있는 것은?

① 치면세마
② 치면열구전색
③ 치간청결물리요법
④ 불소바니쉬 도포
⑤ 와타나베 전문가 칫솔질

10 불소바니쉬도포에 대한 설명으로 옳은 것은?

① 2%의 불화나트륨을 함유하고 있다.
② 도포 직후 음식물 섭취가 가능하다.
③ 바니쉬에 타액이 접촉되면 경화된다.
④ 도포 시 1.5mL 정도의 용량이 필요하다.
⑤ 보철물이 있는 곳에 도포해도 효과가 있다.

11 산성불화인산염의 특징으로 옳은 것은?

① 치아가 변색될 가능성이 있다.
② 불소이온도포법으로 활용된다.
③ 향료와 색소의 첨가가 가능하다.
④ 분말 형태로 물에 타서 사용한다.
⑤ 불안정한 상태로 진료 시마다 제조해서 사용한다.

12 치면열구전색에 대한 설명으로 옳은 것은?

① 교모가 있어도 적용 가능하다.
② 소와열구의 깊이는 유지력과 관계없다.
③ 전색제의 유지를 위해 교합을 높게 한다.
④ 치아표면이 청결할수록 유지력이 증가한다.
⑤ 치면의 접촉면적을 증가시키기 위해 치면세마한다.

13 충전과 전색의 차이에 대한 설명으로 옳은 것은?

① 전색의 와동은 역삼각형이다.
② 전색은 법랑질까지만 접근한다.
③ 충전만 산부식 과정이 필요하다.
④ 충전은 우식이 없을 때 적용한다.
⑤ 충전은 잔나뭇가지처럼 외형을 형성한다.

14 치아우식유발지수를 구하는 지표로 옳은 것은?

① 전당량 + 점착도
② 점착도 + 섭취량
③ 섭취량 + 전당량
④ 섭취빈도 + 점착도
⑤ 섭취빈도 + 물리적 성상

15 자일리톨의 작용이 치아우식을 예방하는 기전은?

① 치주병 예방에도 작용한다.
② 뮤탄스균의 집락을 예방한다.
③ 타액 분비와 타액완충능이 증가한다.
④ 6탄당 당알코올계에 속하는 천연감미료이다.
⑤ 탈회는 억제되나 재광화는 진행되지 않는다.

16 치아우식 발생요인 검사에 사용되는 장비의 연결로 옳은 것은?

① 타액점조도 검사 – 시험관
② 스나이더 검사 – BCG지시약
③ 타액완충능 검사 – 탄산소다
④ 타액분비율 검사 – 오스왈드파이펫
⑤ 구강 내 포도당 잔류시간 검사 – 파라핀왁스

17 *S.mutans* 검사에 대한 설명으로 옳은 것은?

① 5만 이하는 무활성이다.
② 경도활성은 불소도포를 시행한다.
③ 치면세균막 채취는 탐침으로 한다.
④ 청색이 황색으로 변하는 시간을 기록한다.
⑤ 72시간 후에 배양기에서 꺼내어 바로 판정한다.

18 다음의 검사 결과에 따라 우선 조치할 사항은?

• 주된 호소 : 구취가 너무 심해요.
• 구강환경관리능력 지수 : 4.0
• 치아우식 : 1개 치아 경도우식
• 평균 치주낭 깊이 : 3mm

① 치주치료
② 레진치료
③ 불소도포
④ 칫솔질교습
⑤ 구강양치액 처방

19 치면세마의 목적으로 옳은 것은?

① 치아 동요도를 감소시킨다.
② 지각과민 증상을 감소시킨다.
③ 깊은 치주낭 속의 세균막을 제거한다.
④ 구강질환을 유발하는 전신요인을 제거한다.
⑤ 구강환경을 적절히 관리하도록 동기를 부여한다.

20 다음의 특징이 있는 부착물은?

• 칫솔질이나 치석제거 등의 물리적인 힘에 의해 제거 가능하다.
• 상악보다는 하악에 가장 많이 침착된다.
• 치면착색제를 사용하여 확인할 수 있다.

① 백 질
② 백색물
③ 바이오필름
④ 음식물잔사
⑤ 치면세균막

21 오른쪽 볼 안쪽으로 흰색 띠가 생겨 지워지지 않는다고 호소하는 환자에게 적절한 구강검사 방법은?

① 문 진
② 시 진
③ 촉 진
④ 청 진
⑤ 타 진

22 치은연 주위의 색소침착세포의 증식으로 치아 순설면 치은연 부위에 견고하게 부착되고, 구강상태가 양호한 여성에게서 많이 호발하는 착색물은?

① black stain
② green stain
③ yellow stain
④ metallic stain
⑤ tobacco stain

23 시클스케일러의 특징은?

① 적절한 작업각도는 45°이다.
② 거친 백악질 표면을 활택한다.
③ 한쪽의 절단연만 사용 가능하다.
④ 날의 내면과 측면이 이루는 각은 70~80°이다.
⑤ 병적 치주낭 또는 치은열구의 육아조직을 제거한다.

24 초음파스케일링 시 insert tip에서 나오는 물의 특징은?

① 시야 확보가 어렵다.
② 치은마사지 효과가 있다.
③ 발생되는 공동현상을 줄여준다.
④ 치은연하의 불량 육아조직을 제거한다.
⑤ 압력을 더욱 세게 가할 수 있도록 도와준다.

25 상악의 치석제거 시 환자의 자세로 옳은 것은?

① 환자가 입을 벌리고 턱을 내린다.
② 등받이가 바닥과 45°를 이룬다.
③ 환자의 머리가 발끝보다 높게 위치한다.
④ 조명은 하악 치아의 교합면과 평행이 되도록 한다.
⑤ 하악전치부 순면이 바닥과 평행하도록 환자의 머리를 뒤로 젖힌다.

26 치석제거 시 작업각도를 작게 하여 동작하였을 때 나타날 수 있는 치석의 형태는?

① 원형 치석
② 선반형 치석
③ 과립형 치석
④ 베니어형 치석
⑤ 단단한 덩어리형 치석

27 상악전치부에 치수염으로 인한 누공이 형성되었다. 이때 치아상태를 표시하는 기호는?

① Fx
② Ft
③ Att
④ R.R
⑤ Abr

28 임상적 부착 소실의 측정에 관한 설명으로 옳은 것은?

① 치주낭의 깊이와 치은퇴축을 포함한 길이의 합
② 치은연과 백악-법랑경계 부위를 포함한 길이의 합
③ 치주낭의 깊이와 변연치은 부위를 포함한 길이의 합
④ 치은열구의 깊이와 부착상피 부위를 포함한 길이의 합
⑤ 치은열구의 깊이와 백악-법랑경계 부위를 포함한 길이의 합

29 구강검사 시 쌍지두법에 관한 설명으로 옳은 것은?

① 한 손으로 촉진한다.
② 한두 개의 손가락을 이용하여 촉진한다.
③ 두 손으로 양측 부위를 동시에 촉진한다.
④ 엄지와 검지를 사용하여 입술을 촉진한다.
⑤ 손가락 끝으로 적당한 압력을 가하여 회전시키면서 촉진한다.

30 일반 큐렛보다 하방 연결부가 3mm 더 길고, 작업부는 약간 길어서 5mm 이상의 깊은 치주낭에 효과적인 기구는?

① hoe scaler
② sickle scaler
③ gracey curette
④ universal curette
⑤ after-five curette

31 치위생과정 시 술자의 자세로 옳은 것은?

① 팔의 상박은 몸 측면에서 20° 이상 벌린다.
② 구강 내에 접근하기 위해 환자에게 최대한 밀착해서 앉는다.
③ 측방위에서는 양다리를 붙여 등받이와 나란히 모은다.
④ 상완과 전완이 이루는 각도는 60~110° 이내가 되도록 한다.
⑤ 시술자의 눈과 환자 구강과의 거리는 45~90cm를 유지하도록 한다.

32 치근활택술의 금기증으로 옳은 것은?

① 급성치주염
② 진행성치주염
③ 치은염 및 얕은 치주낭
④ 외과적 처치의 전 처치
⑤ 내과병력을 가진 전신질환자

33 하악전치부의 치석을 제거할 때 효과적인 방법으로 옳은 것은?

① 술자는 선 자세에서 시술한다.
② 조명을 환자의 가슴에 위치시킨다.
③ 환자의 머리를 발끝과 같은 높이로 위치시킨다.
④ 환자의 턱을 최대한 가슴 쪽으로 당기도록 한다.
⑤ 하악 전치부 순면이 바닥과 평행하도록 head rest를 조정한다.

34 치석제거 시 힘의 지렛대 역할을 하는 것은?
① 손고정
② 기구동작
③ 기구삽입
④ 기구적합
⑤ 기구잡기법

35 painting method에 대한 설명으로 옳지 <u>않은</u> 것은?
① 전치부는 3등분한다.
② 러버컵과 연마제가 필요하다.
③ 엔진을 이용한 치면연마 방법이다.
④ 치경부에서 절단연 쪽으로 움직인다.
⑤ 러버컵의 끝으로 치아에 붙였다 뗐다 하는 방법이다.

36 구치부 그레이시 큐렛의 절단연 선정방법으로 옳은 것은?
① 기구의 중앙 연결부가 치아 장축에 평행한다.
② 기구의 상방 연결부가 치아 장축과 직각을 이룬다.
③ 인접면에서 말단 연결부가 치아 장축과 평행하다.
④ 작업부 끝이 근심을 향했을 때 날의 내면이 보인다.
⑤ 양쪽 cutting edge 중에서 안쪽으로 짧게 만곡된 부위를 사용한다.

37 치근활택술 후 주의사항으로 옳은 것은?
① 따뜻한 물이나 식염수로 양치한다.
② 출혈이 있을 때 반복하여 양치한다.
③ 일주일간 시술부위의 칫솔질은 삼간다.
④ 항세균제는 자극성이므로 사용을 제한한다.
⑤ 일주일 후 치주탐침으로 치유상태를 평가한다.

38 다음의 설명에 해당하는 치석제거 시 적합한 부위로 옳은 것은?

- 술자 위치 : side position
- 환자 자세
  - modified supine
  - 턱은 아래로 당기고 머리는 오른쪽으로 돌린다.
  - 손고정은 협측교두에 지지한다.

① 상악우측구치부 설면
② 상악좌측구치부 설면
③ 상악우측구치부 협면
④ 하악좌측구치부 협면
⑤ 하악우측구치부 협면

39 텅스텐 필라멘트의 기능으로 옳은 것은?
① X선 발생
② X선 모양 조절
③ 전자구름 형성
④ X선관 냉각작용
⑤ 전자의 방향 조절

40 물리적 특징에 따라 분류한 방사선의 종류는?
① 자연방사선
② 인공방사선
③ 전리방사선
④ 입자방사선
⑤ 전파방사선

41 술자의 방사선 피폭량을 줄이기 위한 방법으로 옳은 것은?
① 시준기를 활용한다.
② 부가여과기를 사용한다.
③ 납이 내장된 벽을 세운다.
④ 고감광도 필름을 사용한다.
⑤ 연간 30mSv이 넘지 않도록 한다.

42 엑스선 관두에서 부가여과기를 사용하는 이유는?
① X선관 냉각작용
② 열전자 구름 형성
③ 산란방사선 제거
④ 장파장의 광자 흡수
⑤ X선 모양과 크기 조절

43 관전압을 높였을 때 일어나는 현상은?
① 흑화도 감소
② 선예도 증가
③ 열전자의 수 증가
④ 필라멘트의 온도조절
⑤ X선 광자의 에너지 증가

44 선예도에 영향을 주는 요인으로 옳은 것은?
① 초점 크기가 클수록 선예도 증가
② 물체의 밀도가 클수록 선예도 감소
③ 할로겐화은의 크기가 클수록 선예도 증가
④ 초점과 피사체의 거리가 길수록 선예도 감소
⑤ 필름과 피사체의 거리가 짧을수록 선예도 증가

45 상악견치부 치근단 영상에서 방사선 투과상으로 관찰되는 구조물은?
① 관골, 비와
② 상악동, 비와
③ 관골, 상악동
④ 비중격, 상악동
⑤ 상악동전내벽, 관골

46 엑스선 영상에서 치아를 지지하고, 치주질환에 의해 소실될 수 있는 치아주위 조직은?
① 백악질
② 상아질
③ 치조정
④ 치조백선
⑤ 치주인대강

47 상악 절치부를 평행촬영법으로 촬영할 때 술자와 환자의 준비사항은?

① 손가락으로 필름을 고정한다.
② 단조사통을 사용하여 노출시간을 감소한다.
③ 조사통은 하악에서 상악 방향으로 조사한다.
④ 중심방사선을 치아장축에 수직으로 조사한다.
⑤ 환자의 이주–구각선을 바닥과 평행하게 한다.

48 등각촬영법에만 적용되는 상투영 5원칙은?

① 초점의 크기는 가능한 한 작아야 한다.
② 피사체와 필름은 가능한 한 평행이 되어야 한다.
③ 초점과 피사체 간의 거리는 가능한 한 멀어야 한다.
④ 피사체와 필름 간의 거리는 가능한 한 짧아야 한다.
⑤ 중심선은 피사체와 필름에 대해 가능한 한 수직으로 조사한다.

49 치아우식이 치수 가까이 있어 접근도 확인과 치수절단술을 시행을 위해 치수강 부위만 방사선 촬영을 하고자 할 때 적합한 촬영법은?

① 교합촬영
② 교익촬영
③ 직각촬영
④ 파노라마촬영
⑤ 두부규격촬영

50 파노라마 사진상 전치부가 축소되고, V자 상으로 나타났을 때 보상법은?

① 고개를 숙이고 갑상선보호대를 뺀다.
② 고개를 올리고 교합제의 홈을 물린다.
③ 혀를 입천장에 대고 허리를 바르게 피게 한다.
④ 갑상선보호대를 제거하고 교합제의 홈을 물린다.
⑤ 정중시상면을 바닥에 수직으로 하고, 프랑크포트면을 바닥과 평행하게 한다.

51 무치악 환자의 방사선 사진촬영 방법으로 옳은 것은?

① 표면마취 후 촬영한다.
② 교익촬영하여 교합상태를 확인한다.
③ 전악구내촬영은 10장으로 촬영한다.
④ 수직각을 유치악에 비해 감소시켜 촬영한다.
⑤ 유치악 환자에 비해 노출량을 25% 감소시켜 촬영한다.

52 하악 제3대구치에 고통을 호소하여 내원한 환자는 발치가 필요하다. 협설측 위치파악을 위해 추가촬영을 할 때 촬영법은?

① 직각촬영
② 등각촬영
③ 평행촬영
④ 교합촬영
⑤ 파노라마촬영

53 간접디지털영상획득장치가 가지는 장점은?
① 필름이 유연하다.
② 감염 방지에 유리하다.
③ 영상을 바로 조회할 수 있다.
④ 직접디지털촬영에 비해 해상도가 높다.
⑤ 동시에 여러 부위 연속촬영이 가능하다.

54 중첩상이 발생되는 원인으로 옳은 것은?
① 수평각의 오류로 발생한다.
② 촬영 시 조사통이 움직이면 발생한다.
③ 환자가 촬영 중에 움직여서 발생한다.
④ 가철성 장치를 제거하지 않으면 나타난다.
⑤ 하악전치부 총생 환자의 등각촬영 시 나타난다.

55 엑스선 영상에서 치아가 실제보다 길게 나왔을 때 해결하는 방법은?
① 노출시간을 조절한다.
② 수직각을 증가시켜 촬영한다.
③ 중심방사선을 필름 중앙에 조사한다.
④ 관전압과 관전류를 증가시킨다.
⑤ 수평각을 촬영부위 인접면에 조사한다.

56 오랜 기간 저선량의 방사선을 반복적으로 노출하였을 때 나타나는 전신영향은?
① 직접효과
② 간접효과
③ 만성효과
④ 확률적효과
⑤ 결정적효과

57 방사선 사진상에서 경화성 골염이 관찰되는 양상은?
① 골조직이 치밀하게 보인다.
② 불명확한 경계로 둘러싸여 보인다.
③ 치조정이 희미해지고 골소실이 보인다.
④ 경계가 뚜렷하고 방사선 투과성 병소로 관찰된다.
⑤ 치주인대강 확장과 방사선 불투과상으로 관찰된다.

58 하악소구치부 치근단영상에서 방사선 투과상으로 관찰되는 구조물은?
① 이 공
② 이 극
③ 이융선
④ 외사선
⑤ 하악관

59 매복치를 발치할 때 절개 후 점막과 골막을 분리하는 역할을 하는 기구는?

① 발치기자
② 발치겸자
③ 골막기자
④ 지혈겸자
⑤ 조직겸자

60 국소마취 시 통증을 감소시키는 방법으로 옳은 것은?

① 게이지가 큰 주사침을 사용한다.
② 마취액을 최대한 빠르게 주입한다.
③ 주사침 주입 시 천천히 주입한다.
④ 마취 시 진통제를 동시 투여한다.
⑤ 냉장고에 넣어둔 마취제를 주입한다.

61 발치 후 주의사항으로 옳은 것은?

① 타액과 피는 계속 닦아 낸다.
② 수술 부위에 48시간 동안 온찜질한다.
③ 처방된 약은 통증이 있는 경우 복용한다.
④ 지혈을 위해 생리식염수로 30분간 가글한다.
⑤ 발치 부위는 칫솔질을 피하고 구강소독제를 사용한다.

62 외상으로 인한 연조직 손상에 해당하지 않는 것은?

① 화 상
② 진 탕
③ 파편상
④ 찰과상
⑤ 외상성 문신

63 낭종조대술에 대한 설명으로 옳은 것은?

① 낭종의 크기가 작아야 한다.
② 낭종내벽과 구강점막을 분리시킨다.
③ 낭종에서 원인치아를 함께 발거한다.
④ 개창을 형성하여 낭종 내용물을 흡인한다.
⑤ 해부학적 구조물의 손상이 예상되지 않는다.

64 악관절 탈구 시 치료방법으로 옳지 않은 것은?

① 환자의 전방에서 술자는 양쪽 엄지손가락에 거즈를 감는다.
② 술자의 나머지 손가락은 하악골 우각부와 하연을 감싼다.
③ 정복 후 약 3일간 냉찜질하여 고정을 도모한다.
④ 술자의 엄지손가락으로 환자의 최후방 구치 뒤쪽 외사능 부위를 집는다.
⑤ 순간적으로 하악을 하방으로 밀며 후방으로 밀어 하악와에 하악골을 넣는다.

65 측두하악관절이 기준이 되며 악구강계에서 가장 편안하고 기능적인 관계는?

① 중심위
② 하악위
③ 중심교합위
④ 하악안정위
⑤ 견치유도교합

66 전부금속관의 장점으로 옳은 것은?

① 심미적이지 못하다.
② 전기치수검사 시 불리하다.
③ 도재관에 비해 제작과정이 간단하다.
④ 열전도율이 좋아 생활치에는 지각과민 가능성이 있다.
⑤ 방사선촬영 시 불투과성으로 2차 우식의 조기발견이 어렵다.

67 구강저나 설소대의 부착 부위가 높아서 공간이 불충분한 경우 사용하는 하악 국소의치의 주연결장치는?

① 클라스프(clasp)
② 링걸바(lingual bar)
③ 링걸 플레이트(lingual plate)
④ 바 어태치먼트(bar attachment)
⑤ 텔레스코픽 크라운(telescopic crown)

68 총의치 장착 시 의치의 적합성과 조정 시 고려사항이 아닌 것은?

① 예리한 부위 점검
② 견치유도교합 유도
③ 조직간섭의 확인
④ 인공치의 교합상태
⑤ 과도한 압박 부위 점검

69 국소의치를 제작할 때 상악 양측 구치부가 상실되었다. 해당하는 케네디(Kennedy) 분류는?

① I급
② II급
③ III급
④ IV급
⑤ V급

70 국소의치를 장착하는 환자에게 교육할 내용으로 옳은 것은?

① 일주일에 한 번은 끓는 물에 소독하도록 한다.
② 탈착이 잘 되는지 교합력을 이용해 확인하도록 한다.
③ 적응기간을 위해 처음 장착한 날은 끼고 잠들도록 한다.
④ 의치상은 마모제가 미함유된 세척제를 사용하도록 한다.
⑤ 의치 장착 후 처음에는 딱딱한 음식을 섭취하도록 한다.

71 글래스아이오노머시멘트의 특징으로 옳지 않은 것은?

① 치질과 화학적 결합을 한다.
② 24시간 이후 연마가 가능하다.
③ 자연치와 유사한 색조를 띤다.
④ 플라스틱 혼합자로 혼합해야 한다.
⑤ 복합레진 사용 시 기저재로 많이 사용한다.

72 다음 설명하는 술식으로 옳은 것은?

- 상실된 와동의 외벽을 재현함
- 인접치아의 접촉점을 회복함
- 기구조작이 어려운 인접면 수복을 도와줌

① 러버댐
② 격벽법
③ 치간이개
④ 치은압배
⑤ 치아격리

73 우식으로 치관부 치수 일부가 작게 노출된 경우 노출 부위에 수산화칼슘을 도포하여 살균과 수복 상아질 형성을 유도하는 치료방법은?

① 치수절단술(pulpotomy)
② 근첨형성술(apexification)
③ 근관치료(endodontic treatment)
④ 직접치수복조술(direct pulp capping)
⑤ 치수재혈관화(pulp revascularization)

74 근첨의 해부학적 구조에서 백악–상아경계부에 대한 설명으로 옳은 것은?

① 근관입구라고도 한다.
② 치근단공 외부에 있다.
③ 해부학적인 치근의 끝과 일치한다.
④ 임상적으로 근관에서 가장 좁은 부위이다.
⑤ 근관의 끝보다 0.5mm 긴 곳에 위치한다.

75 노인의 치수강 형태 변화에 대한 설명으로 옳은 것은?

① 근첨공이 넓어진다.
② 치수각이 길어진다.
③ 치수실이 협소해진다.
④ 근관의 수가 증가한다.
⑤ 상아세관이 규칙적이다.

76 실활치 미백술의 적응증으로 옳은 것은?

① 과민성 치아
② 법랑질의 심한 결손
③ 검은색의 심한 변색
④ 불소증에 의한 변색
⑤ 치수각이 근접한 경우

77 혼합치열기 후기에서 나타나는 특징은?
① 정중이개
② 맹출성 혈종
③ 우유병우식증
④ 다발성우식증
⑤ 소구치의 전위

78 치아의 발육장애의 특징이 다른 하나는?
① 치내치
② 법랑진주
③ 탈론교두
④ 허치슨치아
⑤ 법랑질형성부전증

79 치과에 처음 내원한 5세 여아에게 간단한 X-ray 촬영만 하고 귀가시키고, 그다음 내원 시 치면세마와 같은 술식을 진행하여 점진적 치료를 진행할 때 사용한 행동조절은?
① 모방법
② 분산
③ 강화
④ 의식하진정요법
⑤ 체계적 탈감작법

80 치아우식 치료를 위해 내원한 6세 남아의 우식면 삭제 중 치수노출은 없었으나 치수각과 매우 가까이까지 치질이 삭제되었을 때 시행해야 하는 것은?
① 식염수 세척
② 복합레진충전
③ ZPC임시충전
④ 코튼압박 지혈
⑤ 수산화칼슘 도포

81 치수노출이 없는 치관파절로 치과에 내원하였을 때 처치방법은?
① 크라운 수복
② 복합레진충전
③ 직접치수복조술
④ 간접치수복조술
⑤ 교정용 철사 고정

82 7세 여아의 상악우측중절치가 외상에 의해 탈락되었을 때 사용할 수 있는 공간유지장치는?
① 디스탈슈
② 임플란트보철
③ 설측호선장치
④ Band & Loop
⑤ 인공치 부착

83 다음이 설명하는 치주인대 섬유군은?

- 치아와 치조골 사이에서 치아 장축에 직각으로 주행한다.
- 치관 쪽 10~15%에 부착한다.
- 치아를 지지하고 측방운동에 저항한다.

① 사주섬유군
② 수평섬유군
③ 치조정섬유군
④ 치근단섬유군
⑤ 횡중격섬유군

84 치은염증과 부적절한 칫솔질 방법으로 치은퇴축이 일어났을 때 나타날 수 있는 임상증상은?

① 치아동요
② 치근만곡
③ 치아교모
④ 치주낭 형성
⑤ 치근면우식증

85 나선균에 감염되어 위막이 형성되고 심한 구취가 나며, 심한 통증으로 교합과 저작 시 불편을 호소하는 치은염은?

① 치관주위염
② 임신성치은염
③ 만성박리성치은염
④ 급성포진성치은구내염
⑤ 급성괴사성궤양성치은염

86 생활력이 있는 치아에서 치주농양이 생기는 원인은?

① 심한 치아우식증
② 불량한 근관치료
③ 급성치수염
④ 깊은 치주낭
⑤ 치근파절

87 그릭만(Glickman)의 분류 중 Grade 3(3급)인 치아의 위생관리를 위한 술식은?

① 터널형성술
② 치아재식술
③ 치조골이식술
④ 치은박리소파술
⑤ 외과적 치관연장술

88 치은박리소파술을 시행할 때 치주낭 내벽을 따라 절제한 뒤 이어지는 과정에 사용되는 기구는?

① 지혈겸자(hemostat)
② 티슈 포셉(tissue forcep)
③ 외과용 파일(surgical file)
④ 치주낭 표시자(pocket marker)
⑤ 골막기자(periodontal elevator)

89 성장발육곡선에서 상악골의 성장과 관계있는 성장곡선의 특징으로 옳은 것은?

① 6~8세경 성인의 90%까지 성장한다.
② 아데노이드와 편도의 성장곡선과 같다.
③ 사춘기 이후 점점 퇴화하는 곡선이다.
④ 5세경과 사춘기를 전후하여 많은 성장을 보인다.
⑤ 고환, 난소, 유방 등의 생식기와 성호르몬과 관계있다.

90 7세 남아가 입술빨기 습관으로 인해 하악전치부의 설측전위가 진행되려 할 때 이를 개선하기 위한 장치는?

① 텅 크립(tongue crib)
② 교합거상판(bite plane)
③ 립 범퍼(lip bumper)
④ 투명 교정장치(clear aligner)
⑤ 트윈 블록장치(twin block appliance)

91 재료의 탄성을 이용하여 교정하는 장치는?

① 스크류
② 헤드기어
③ 프랑켈장치
④ 교합사면판
⑤ 교정용 호선

92 치아에 교정용 밴드를 장착하기 위해, 밴드를 환자 치아의 풍융부에 맞추거나 변연부를 치아와 밀착하도록 맞추는 기구는?

① band adaptor
② band pusher
③ spot welder
④ band removing pliers
⑤ band contouring pliers

93 고무와 같은 탄성재료로 상·하악을 일체로 제작하고, 상·하악 치열관계를 보정할 수 있는 보정장치는?

① 바이오네이터(bionator)
② 치아포지셔너(tooth positioner)
③ 투명교정장치(clear retainer)
④ Hawley형 보정장치(Hawley type retainer)
⑤ circumferential 보정장치(circumferential retainer)

94 상교정장치의 clasp나 굵은 와이어를 구부리기에 편리한 교정용 기구는?

① How pliers
② Mathew pliers
③ Young's pliers
④ Ligature tying pliers
⑤ Weingart utility pliers

95 재래형 복합레진의 장점으로 옳은 것은?
① 필라입자가 작아서 표면이 매끄럽다.
② 응력을 적게 받는 전치부 수복 시 적합하다.
③ 높은 투명도로 심미적으로 우수하고 반사가 없다.
④ 강도가 높아 응력을 많이 받는 구치부에 사용한다.
⑤ 4급와동이나 전치부 수복까지 다용도 레진으로 활용한다.

96 알지네이트의 강도를 유지하는 방법은?
① 물의 온도를 조절한다.
② 인산나트륨을 첨가하여 혼합한다.
③ 인상채득 후 10분 이내 석고를 주입한다.
④ 치아장축에 평행하게 순간적으로 인상재를 제거한다.
⑤ 트레이와 치아 사이 알지네이트의 충분한 두께를 설정한다.

97 미세누출이 생기는 원인은?
① 팽창에 의한 경화반응
② 갈바닉 전류에 의한 결합 결여
③ 치아와 재료 간 화학적 결합의 결여
④ 치아와 재료 간 열전도율의 심한 차이
⑤ 금속의 부식생성물이나 레진의 잔존 성분

98 폴리설파이드 인상재에 대한 특성으로 옳은 것은?
① 석고와 젖음성이 매우 좋다.
② 유황으로 인한 불쾌한 냄새가 난다.
③ 물속에 보관 시 경화시간이 짧아진다.
④ 찢김저항성이 낮으나 영구변형은 적다.
⑤ 지대치에 수분이 있어도 정밀인상이 가능하다.

99 석고의 혼합 시 강도를 증가시키는 방법은?
① 파우더를 먼저 넣고 물을 혼합한다.
② 진공상태에서 자동혼합기를 이용한다.
③ 소독액을 뿌린 뒤에 석고를 흘려보낸다.
④ 석고가 완전히 경화되기 직전 인상체와 분리한다.
⑤ 진동기를 이용하여 양방향에서 석고를 흘려보낸다.

100 보철물의 접착과 코어 제작, 치면열구전색, 기저재 등 다양한 형태로 사용 가능하며, 생체 친화성이 우수하고 불소가 유리되는 시멘트는?
① 레진시멘트
② 인산아연시멘트(ZPC)
③ 폴리카복실레이트시멘트(PCC)
④ 산화아연유지놀시멘트(ZOE)
⑤ 글래스아이오노머시멘트(GIC)

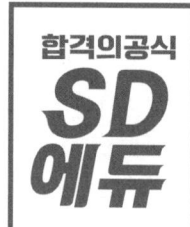